Inhaltsverzeichnis

Vorwort

Fast jeder Erwachsene Mensch in Deutschland hat bereits schon mindestens eine Diät in seinem leben gemacht. In den meisten Zeitschriften werden Regelmäßig Diäten vorgestellt und beworben. Im Fernsehen, im Radio, in den Apotheken. Diäten sind fast allgegenwärtig.
Aber wie kommt es, das bei so vielen Diäten und so viel Nachfragen, soviel feste Vorsetze, doch letztendlich so viele Menschen dabei Scheitern?
Eine Diät durchzuführen ist schon fast zu einem Volkshobby geworden. Dennoch ist die Zahl von Übergewichtigen in Europa und in den USA immer noch immens hoch.

Was Versteht man unter „Diät"?

In Deutschland bezeichnet eine Diät, über einen gewissen Zeitraum eine spezielle Auswahl an Lebensmitteln, oder gar das weglassen spezieller Lebensmittel. Dies wird bei bestimmten Krankheiten eingesetzt, vor gewissen Operationen oder zur Gewichts Ab- oder Zunahme.
Es gibt unzählige Diätformen die auf einer Verminderung oder Vermehrung der zugeführten Gesamtenergiemenge basieren.
Im Volksmund bedeutet eine Diät jedoch meistens nur eine bestimmte Ernährungsweise um Gewicht zu reduzieren, also eine Reduktionsdiät. Wenn jemand sagt, er sei auf Diät, weiß jeder, das dieser Gewicht verlieren möchte. Man fragt selten nach der Form der Diät, sondern wie viel man damit erreichen möchte. Die Diät selbst ist Heutzutage für die meisten zweitrangig, trauriger weise auch die Gesundheit. Die meisten Menschen wollen nur einem Idealbild entsprechen und tun dafür alles, um es zu erreichen. Es gibt Sinnvolle Diäten und es gibt Diätformen, die in der Medizin sogar als gesundheitsgefährdend gelten.

Wenn eine Diät nicht aus Gesundheitlichen Problemen gemacht wird, sollte man sie nur einen kurzen Zeitraum durchführen. Natürlich gibt es Krankheitsbilder, die eine Lebenslange Diät (Ernährungsform) notwendig machen, doch dies geht mit Ärztlicher Anleitung einher und hat daher mit einer Allgemeinen Reduktionsdiät nichts gemein. Daher bitte immer vorher mit dem Arzt abklären wenn man

Krankheitliche Symptome hat.

Um einen dauerhaften Erfolg bei einer Gewichtsreduktion zu erzielen, sollte man nicht nur eine Diät halten, sondern (gerade bei Übergewicht) auch die Essgewohnheiten kontrollieren und auf eine Gesunde Ernährung umsteigen. Denn auch wenn man die Beste Diät hält und danach normal wieder seine Burger und Pizza ist, steht man bald wieder vor dem Problem mit dem Übergewicht da.

Was ist eine gesunde Ernährung?

Wer den typischen Satz hört: „Zu einer gesunden Ernährung gehören Vitamine, Kohlenhydrate, Proteine, Mineralstoffe und Spurenelemente!" hat in der Regel schon keine Lust mehr darauf. Das Klingt nach Arbeit. Wer weiß denn schon aus dem Kopf, wo was wie viel drin steckt. Das klingt so, als ob man erst einmal jede Menge lernen müsse, bevor man mit einer Gesunden Ernährung beginnt. „Ausgewogen und Abwechslungsreich" gehört auch mit, zu den Standardsätzen, mit denen man nicht wirklich etwas anfangen kann.

Dabei ist das Prinzip einer Gesunden Ernährung eigentlich sehr Simpel. Man sollte einfach vermeiden, von der Industrie Hergestellte Lebensmittel, zu essen. Darunter zählen nicht nur die Fertiggerichte und Süßigkeiten, sondern eigentlich fast alles, was hergestellt wurde. Fakt ist, das die Lebensmittelindustrie gerne alles mit Geschmacksverstärker und Zucker anreichern, damit die Leute davon nicht genug bekommen, da es schon zum Teil süchtig macht und mehr davon kaufen. Grillsoßen, Gewürzmischungen, viele Fruchtjoghurts, die meisten Pfannengemüse- Mischungen und so vieles mehr.

Wenn man sich Gesund Ernähren möchte, sollte man einfach sämtliche Zutaten selbst zubereiten. Beim Grillen sollte man kein Grillfleisch holen, das bereits Mariniert ist (denn in dieser Marinade ist ebenfalls Zucker enthalten), sondern Fleisch, das man selber würzt. Zum Salat bereitet man selbst die Salatsoße zu und kauft sie nicht zum fertig anrühren. Als Beilage gibt es keine Nudeln, sondern Kartoffeln oder selbst geschnittenes Gemüse (siehe Rezepte um sich Anregungen zu holen). Klar sollte man bei einer Gesunden Ernährung anstelle von Süßigkeiten lieber Obst und Gemüse (-sticks) essen. So genannte „Ernährungsexperten" übertreiben mit ihrer Wissenschaft und ihren Tabellen, wie viel man von was Essen sollte um sich Gesund zu ernähren.

Das wichtigste ist einfach, das man von den Industrie Hergestellten Lebensmittel weg kommt und auf Naturbelassenes Essen zurück greift. Frisches Fleisch, keine bearbeitete Wurst. Gemüse statt Nudeln und Co. Obst statt Chips und Schokolade. Mehr ist es nicht. Da braucht man sich nicht Verrückt zu machen.

Was ist der BMI-Wert?

Der Body Mass Index (BMI) ist ein aus Körpergröße und Körpergewicht abgeleiteter Indexwert, der eine grobe Einschätzung darüber liefert, ob jemand zu Dick ist.

Der BMI wurde 1832 von dem belgischen Mathematiker Adolphe Quetelet entwickelt.

Ursprünglich war der BMI für einen statistischen Vergleich der Populationen gedacht. An Bedeutung gewann der BMI durch den Einsatz bei US-amerikanischen Lebensversicherern, die diese einfache Einstufung benutzten, um Prämien für Lebensversicherungen so zu berechnen, dass zusätzliche Risiken durch Übergewicht berücksichtigt werden (so bei Wikipedia).

Seit den 80ern wird dieser grobe Richtwert auch von der Weltgesundheitsorganisation (WHO) verwendet.

Man rechnet den BMI-Wert wie folgt zusammen.

Man nimmt die Körpergröße x Körpergröße in Meter

zum Beispiel: **1,70 x 1,70 = 2,89**

Als nächstes das Gewicht durch diesen Wert Teilen

zum Beispiel **80 Kg : 2,89 = 27,7**

27,7 ist dann der BMI-Wert. In der BMI Tabelle sieht man dann in welcher Gewichtsklassifikation man ist.

Es ist aber nur ein grobe Richtlinie für einen Erwachsenen. Bei Kindern gelten andere Richtwerte.

Wenn ein Erwachsener viel Muskelmasse hat, ist natürlich sein BMI-Wert höher, das heißt aber nicht das er Übergewicht hat. Daher ist der BMI-Wert nicht immer Aussagekräftig.

BMI Tabelle:

Kategorie	BMI (kg/m²)	Körpergewicht
Starkes Untergewicht	< 16	
Mäßiges Untergewicht	16 – < 17	Untergewicht
Leichtes Untergewicht	17 – < 18,5	
Normalgewicht	**18,5 – < 25**	**Normalgewicht**
Präadipositas	25 – < 30	Übergewicht
Adipositas Grad I	30 – < 35	
Adipositas Grad II	35 – < 40	Adipositas
Adipositas Grad III	≥ 40	

(Tabelle aus Wikipedia)

(Adipositas: Fettleibigkeit)

Bei einem BMI-Wert ab 30 sollte man auf jeden Fall eine Gewichtsreduktion, also eine Diät oder komplette Ernährungsumstellung in Betracht ziehen. Am besten vorher mit dem Hausarzt in Verbindung setzen.

Übergewicht und Fettleibigkeit

Vorweg möchte ich sagen, das es genügend Menschen gibt, die stark übergewichtig sind, aber dennoch eine Makellose Gesundheit vorweisen können. Genauso wie es Raucher gibt, die seit 40 Jahren Kette rauchen und nicht an Krebs erkrankt sind. Aber trotzdem sollte man das Thema „ Gesundheitliche Folgen durch starkes Übergewicht" anschneiden. Man sollte sein Übergewicht nicht allein los werden wollen um einem Schönheitsideal nach zu Eifern, man sollte es Hauptsächlich tun, um Gesund zu bleiben.

Mit jedem Kilo mehr auf der Waage erhöht man auch die Belastung des Körpers. Es macht einen großen Unterschied, ob der Körper eine Masse von 150 Kg durch die Gegend schleppen muss, oder eine Masse von 70 Kg. Vielleicht merkt es der eine oder andere nicht sofort, aber spätestens um so älter man wird, um so mehr Merkt man die Auswirkungen der vielen Jahre an zusätzliches Körpergewicht.

In vielen Fällen von Übergewicht bleiben Folgeerkrankungen nicht aus. Die Liste der Möglichen Krankheiten und Symptome die damit einher gehen ist lang. Hierbei gilt: Um so höher das Übergewicht, umso größer ist auch das Risiko an einer der Folgeerkrankungen zu leiden. Fakt ist, das Übergewicht gesundheitliche Nachteile mit sich bringen kann. Nicht nur Körperliche, sondern auch Psychische.

Körperliche Beschwerden sind zum Beispiel Gelenkbeschwerden, wie Arthrose, Gefäßerkrankungen, die zum Risiko für das Herz-Kreislauf-System führen können, Entzündung der Leber (Fettleber), Diabetes, erhöhter Cholesterinspiegel und vieles mehr. Die Experten gehen besonders von einem erhöhten Risiko aus, wenn das Fett am Körper vor allem in der Bauch- und Rückenregion angesiedelt ist. Hier ist die Gefahr schneller gegeben, das die Organe verfetten und dadurch ein Risiko für Herz und Kreislauf darstellen.

Unser Fettgewebe ist nicht nur ein Energiespeicher, sondern es Produziert auch ein Hormon namens Leptin. Dieses Hormon sendet dem Gehirn ein Signal, das genügend Energiedepots vorhanden sind, was wiederum den Appetit hemmt.

Je Höher jedoch das Übergewicht ist, um so größer sind die Fettzellen, dadurch steigt die Hormonproduktion. Und wenn der Leptinwert dauerhaft erhöht ist, nimmt das Gehirn die Signale nicht mehr wahr. Die Folge ist ein andauerndes Hungergefühl.

Und als ob das noch nicht reicht, fanden Wissenschaftler heraus, dass ein Überschuss an Leptin die Gehirntätigkeit verlangsamt, wodurch man weniger Leistungsstark ist und schneller ermüdet.

Die Größte Belastung bei starken Übergewicht haben die Gelenke (vor allem Knie, Hüft- und Fußgelenke) und auch die Wirbelsäule, wodurch auch die Gefahr eines Bandscheibenvorfalls erhöht ist. Gelenkerkrankungen und Entzündungen (Arthrose und Arthritis) sind ein häufiges Krankheitsbild.

Bei Fettleibigkeit ist sogar die Anfälligkeit von Krebs stark erhöht. Dabei geht es um das Fett im Bauchraum, das die inneren Organe sowie den Verdauungstrakt umschließt. Durch die Erhöhte Hormonkonzentration, die durch zu viel Fett entsteht, kann die Entwicklung von Tumoren an den Organen begünstigt werden.

Auch das Schlafapnoe-Syndrom ist keine seltene Begleiterscheinung bei starkem Übergewicht. Dies sind Atemaussetzer in der Nacht, die dazu führen, dass der Körper Alarmsignale aussendet und unter Stress steht. Die Betroffenen merken es nicht Bewusst. Die Folgen sind ständige Müdigkeit während des Tages und verringerte Leistungsfähigkeit. Dies Geschieht, da sich das Fett in den oberen Atemwegen einlagert und diese verengt, womit es zu einem mangelnden Luftstrom kommt.

Aber auch die Psychischen Folgen von starken Übergewicht darf man nicht unterschätzen. In der Heutigen Gesellschaft wird man als Übergewichtiger nicht mehr offen Diskriminiert, sondern das ganze geschieht eher Indirekt. Übergewichtige gelten oft als Disziplinlos, Faul und Träge. Das Heutige Schönheitsideal hat keine einzige Speck-falte. Was in Früheren Zeiten als Zeichen für Wohlstand galt, ist heute ein absolutes Nogo geworden, in allen Schichten der Gesellschaft. Fülligere Menschen haben schlechtere Job Chancen, da ein Arbeitgeber lieber einen Normalgewichtigen Einstellt, unter dem Gedanken, das ein Dicker Mensch weniger Arbeitet und durch sein Körpergewicht auch eher Krankheitsanfällig ist.

Auch ein Mancher Arzt hat unter vorgehaltener Hand zugegeben, das bei Patienten mit starkem Übergewicht, eine schlechtere Behandlung erfolgt. Die Begründung hier bei ist diese, das der Patient sowieso nicht auf seine

Gesundheit und sein Wohlergehen achtet, wieso sollte also der Arzt seine Zeit damit verschwenden, ihm die bestmögliche Behandlung und Beratung zugute kommen zu lassen. Diese Zeit widme er lieber Patienten, die sich auch selbst um ihre Gesundheit kümmern. Offiziell würde es niemals jemand zugeben, aber wie oft schicken Ärzte Patienten, mit einem Akuten leiden, nur mit dem Rat nach Hause „Das kommt von dem Gewicht. Sie müssen abnehmen, dann wird das Leiden auch besser".

Als Übergewichtiger wird man von der Gesellschaft eher ausgeschlossen, nicht unbedingt vorsätzlich, aber die Vorurteile sind nun mal in den meisten Köpfen verankert.

Dicke Menschen bewegen sich nicht. Sie Essen den ganzen Tag ungesunde Sachen. Sie sind schnell aus der Puste. Sie sind Maßlos. Bei der kleinsten Anstrengung brechen sie schon zusammen. Sie haben Gesundheitliche Probleme. Sind ständig Krank. Sitzen nur zuhause auf der Couch. Haben keine Hobbys.

Das sind meistens die Grundgedanken. Daher würde ein Sportlicher Typ niemals seinen Dicken Arbeitskollegen fragen, ob dieser Lust hat mit ihm zu trainieren, sondern einen schlanken. Um nur ein Alltägliches Beispiel zu nennen, warum dicke Menschen oft außen vor gelassen werden. Auch in Werbungen, Zeitschriften, Filmen werden fast nur Menschen mit einem Schlanken oder zumindest Muskulösen Körper gezeigt. Selbst die meisten bekannten Köche haben so gut wie kein Übergewicht, da nur sie Erfolgreich werden. Dicke Köche haben kaum eine Chance. Selbst beim Einkaufen fällt es einem auf. Die meisten Bekleidungsgeschäfte haben nur Kleidung bis zu einer bestimmten Größe da. Wenn man eine größere Kleidergröße braucht, muss man wo anders hingehen. Und wer einmal nach einer anderen Größe nachgefragt hat, tut es so schnell nicht wieder. Im besten Falle sagt die Verkäuferin das sie diese Größe nicht führen, ohne die Nase zu Rümpfen oder sie hängt noch ein „da müssen sie in ein Geschäft für Übergrößen gehen" hinten dran.

Nicht nur die Außenwelt vermittelt einem Übergewichtigen, das er nicht gut genug ist, sondern derjenige selbst auch. Dies führt oftmals zu Depressionen, gerade bei Menschen mit einem geringen Selbstvertrauen. Es führt eine Spirale abwärts und kann schwere psychische Ausmaße annehmen. Wenn jemand mit starkem Übergewicht zu kämpfen hat, sich nicht wohl in seiner Haut fühlt, sich von der Außenwelt verstoßen fühlt, dann wird er sich immer mehr Zurückziehen und Alltägliche Dinge werden zur Qual. Es fängt schon Morgens beim Aufstehen an. Sich aus dem Bett zu bemühen, zu Duschen, wobei man sich jeden Morgen ärgert, das die Dusche so Eng ist. Die Kleidung heraussuchen und sich Anziehen. Viele Übergewichtige Menschen geben an, das sie einen ganz anderen Kleidungsstil hätten, wenn sie schlank wären. Dementsprechend tragen sie Kleidung die ihnen selbst nicht gut gefällt. Meist beginnt also die Frustration schon direkt nach dem Aufstehen. Einige Verlassen sogar ungern das Haus, aus Cham, oder weil sie schlechte Erfahrungen gemacht haben. Gründe gibt es viele, lieber zuhause die Zeit zu verbringen. Und nicht selten führt der Frust und die Depression dazu, das man noch mehr isst und dadurch noch weiter zunimmt, wobei man sich noch unwohler fühlt. Es wird zu einem Teufelskreis. Das ist eine enorm psychische Belastung und viele wissen einfach nicht wie sie da heraus kommen sollen. Und gerade diese Menschen, die so dringend Hilfe suchen, sind leicht anfällig für falsche Diätversprechen von Dubiosen Firmen, die Angeben, mit ihrer Wunderpille könne man 10 Kg in 10 Tagen verlieren. Gerade diese Menschen wollen so schnell wie möglich einen Ausweg aus ihrer Lage, ob dieser Weg gesund ist oder nicht, ist in diesem Moment nicht wichtig. So wird jede neuste Diät versucht, die es auf dem Markt gibt.

Fresssucht

Die Wirkung einiger Lebensmittel führen unser Gehirn geradewegs in eine Sucht. Gerade Junk Food und Süßes haben eine starke Wirkung auf das „Belohnungszentrum" des Gehirns, welches die Biochemie durcheinander bringt. Eine Fresssucht oder Lebensmittelsucht ist ein ernstes Problem und mit einer der Hauptgründe, warum sich manche Menschen beim essen nicht unter Kontrolle haben, egal wie sehr sie es versuchen. Das Verhältnis zum Essen ist grundlegend gestört.

Eine Esssucht ist fast das selbe wie eine Drogensucht. Die Symptome und die Denkprozesse sind die selben. Nur das Produkt, wonach man giert ist ein anderes und die Folgen nicht ganz so schwerwiegend, wenn auch die Esssucht viele Gefahren birgt.

Die Fresssucht ruiniert ebenfalls das Leben und kann Körperliche und Seelische Schäden verursachen. Das Selbstwertgefühl leidet erheblich darunter, man fühlt sich in seinem eigenen Körper nicht wohl und wird Unglücklich. Die Esssucht ist verbreiteter als Experten vermuten.

„Essen als Ersatzbefriedigung" wird schon in der Kindheit geprägt. Kinder werden mit Süßigkeiten Belohnt oder getröstet und so lernt man, das Essen für ein gutes Gefühl sorgt. Schwierig wird es dann, wenn man das Gefühl hat, essen sei die Lösung aller Probleme. Wenn essen das einzige ist, wodurch wir unseren Kummer lindern können, unseren Frust runter schlucken können oder unser Glücksgefühl feiern können. Dann ist auch eine

Gewichtszunahme unausweichlich. Dadurch bekommt man das Gefühl versagt zu haben und man fühlt sich Unwohl und gegen dieses Gefühl hilft nur essen bei den Betroffenen, wodurch im Grunde alles schlimmer wird, aber man steckt bereits in diesem Teufelskreis.

Einige versuchen es dann mit Crash-Diäten, was jedoch meistens die Situation verschlimmert.

Symptome einer Fresssucht:

- Das häufige Verlangen nach bestimmten Lebensmitteln, selbst wenn man gerade erst gegessen hat und Satt ist.
- Wenn man dem Verlangen nach einem bestimmten Lebensmittel nachgibt und diese komplett aufisst, obwohl man schon mehr als Satt ist (zum Beispiel eine ganze Chipstüte oder eine ganze Tafel Schokolade).
- Wenn man sich beim Essen schuldig fühlt und diese dennoch aufisst.
- Wenn man ausreden dafür findet, warum man das jetzt Essen muss wie zum Beispiel: „Ich bin Deprimiert, ich brauch das jetzt!" oder „ich muss das noch weg Essen, ab morgen mache ich Diät!".
- Wenn man sich nicht in der Lage fühlt, den Konsum bestimmter Lebensmittel zu Reduzieren.
- Wenn man die ganze Wohnung absucht, weil man genau jetzt z.B. Schokolade haben will.
- Wenn man den Konsum ungesunder Lebensmittel vor anderen Versteckt (und heimlich Isst).

Wenn man an einer Lebensmittelsucht leidet, sollte man

etwas dagegen tun, bevor es das Leben komplett ruiniert. Man sollte versuchen wieder ein entspanntes Verhältnis zum Essen zu bekommen, ohne ständige Kontrolle. Also eine Diät wäre Kontraproduktiv. Hierbei sollte man nicht das Augenmerk auf Gewichtsreduktion lenken, sondern nur auf Lebensmittel. Und besonders auf die tieferliegenden Ursachen der Fresssucht achten. Das Problem ist das „emotionale Essen" ohne körperlichen Hunger zu verspüren. Würden wir immer nur etwas Essen wenn wir wirklich Hunger haben, gäbe es keine Figurprobleme. Beim Emotionalen essen wird immer dann gegessen wenn starke Gefühle auftreten, insbesondere Negative, wie Frust, Wut, Langeweile, Selbstmitleid etc.

Man sollte sich immer vor Augen führen: **„Das Essen löst die Probleme nicht, die man gerade hat!"** daher sollte man beginnen, darüber nachzudenken, was einem wirklich in diesem Moment Helfen könnte, oder Gut tun würde.

Man könnte sich zum Beispiel ein wohltuendes Bad einlassen um sich zu entspannen, das wirkt wunder gegen Stress, Frustration oder Wut. Man kann sich eine Kochsendung ansehen und selbst dabei etwas Gesundes Kochen, wobei man Gemüse Schälen und klein schneiden muss. Damit Lässt sich Frustration und Wut abbauen und ist auch hervorragend gegen Langeweile. Und am ende hat man kein Schlechtes Gewissen, sondern eher ein Hochgefühl, weil man aktiv etwas gutes für sich getan hat.

Man sollte die Lebensmittel, nach denen man Süchtig ist, wenn möglich vermeiden.

Wenn alle versuche scheitern, sollte man mit Seinem Arzt sprechen, er kann einem dabei weiter helfen. Es gibt auch

Organisationen wie die Anonymen Esssüchtigen. Man steht nicht alleine da.

Wie finde ich die passende Diät für mich?

Der Markt ist überschwemmt mit Diäten und Diätprodukte. Und sie alle werden hoch angepriesen und versprechen Erfolg. Da kann man leicht den Überblick verlieren. Wenn man sich über die eine Diät informiert, bekommt man eine andere Vorgeschlagen, die einen dann doch mehr Interessiert. Am Ende probiert man fast alle aus. Man stolpert leicht von einer Diät zur anderen. Gerade wenn eine Diät Werbung macht mit Kunden und ihren Erfolgsgeschichten, verspricht man sich sehr viel. Wenn es bei diesen Leuten klappt, dann wird es auch bei mir Funktionieren, denken sich die meisten und sind dann um so enttäuschter, wenn sich auf der Waage gar nichts tut. Man zweifelt an der Diät oder an sich selbst, bevor man einen neuen Versuch mit einer anderen Diät beginnt und abermals enttäuscht wird.

Doch bevor man in den Teufelskreis der Diäten gerät, sollte man sich überlegen, wer man überhaupt ist. Nur weil diese spezielle Diät bei dem anderen funktioniert hat, heißt es nicht zwangsläufig, das man den selben Erfolg hat.

Man sollte seine Vorlieben und Abneigungen kennen und dementsprechend die passenden Diäten heraussuchen. Jeder Mensch ist Unterschiedlich, jeder Körper ist anders.

Wenn jemand nicht gerne Suppen isst, wird er bei der „Kohlsuppendiät" leichter scheitern, als jemand der Suppen liebt. Jemand der gerne und viel Shakes trinkt, könnte wiederum mit Slimfast großen Erfolg haben. Ein Mensch, dem es sogar schlecht wird, wenn er vier Stunden lang nichts Isst, wird das (interfall-) Fasten direkt abbrechen.

Das Gilt übrigens auch nicht nur für Diäten selbst, sondern für alles drum herum; Sport, Ernährung etc.

Also, bevor man mit einer Diät startet, sollte man sich überlegen, was zu einem passt.

- Möchte ich für mich alleine Abnehmen, oder vielleicht in einer Gruppe?
- Kann ich auf bestimmte Nahrungsmittel Verzichten oder sogar auf ganze Mahlzeiten?
- Reicht mir leichte Bewegung wie Spazieren gehen, ein paar Dehnübungen, oder werde ich es auch schaffen richtigen Sport zu treiben und wenn ja, welchen?
- Möchte ich zusätzlich in ein Fitnessstudio, wo andere Menschen sind und schaffe ich es auch regelmäßig dort hin zu gehen, oder trainiere ich lieber zu Hause in den eigenen vier wänden?
- Möchte ich in der Diät etwas Flexibilität oder kann ich einem Strikten Konzept folgen und eine Weile nach Plan leben?
- Will ich klare Vorgaben von A bis Z oder Eigeninitiative?
- Wie viel Zeit kann ich für eine Diät aufbringen?

Viele Menschen sind so starr Erfolgsorientiert, das sie sich gar keine Gedanken über den Weg machen. Dabei ist dieser bei einer Diät das Entscheidende ob es zum Erfolg wird oder nicht. Wenn jemand von Morgens bis Abends Arbeiten muss, hat er wohl kaum die Zeit aufwändige Gerichte nach Rezept zu Kochen und fast täglich noch Frische Zutaten Einkaufen zu müssen, egal wie fest er sich das vornimmt.

Es wird auch nicht jeder den Nerv dazu haben, den ganzen Tag Kalorien zu zählen und aufzuschreiben.

Aus diesem Grund scheitern viele an den meisten Diäten. Man lässt sich leicht mitreißen durch andere Erfolge und nimmt sich fest vor, genau diesen Weg zu gehen, egal wie anstrengend es wird. Aber eine Diät bedeutet auch, das man eine gewisse Zeit, ein anderes Leben führt. Man isst anders, man gestaltet oftmals seinen Tag anders, man führt plötzlich ein anderes Leben. Und wenn man eine Diät wählt, bei der man plötzlich einen Alltag hat, der noch nicht einmal zu einem passt, ist die Wahrscheinlichkeit, das man es nicht lange durchhält doch sehr hoch. Man kann sich nicht um 180°C drehen. Wenn man keine Suppe mag, wird man sie auch nicht mögen, wenn man es sich vornimmt. Punkt. Aus diesem Grund, sollte man sich jede Diät genau ansehen, nicht die versprochenen Ergebnisse.

Hier einige Diäten
im Überblick

Anmerkung: Dies sind keine Anleitungen zu den Diäten, sondern lediglich eine grobe Zusammenfassung, damit man einen Überblick bekommt, worum es bei der Jeweiligen Diät geht. Wenn man für sich eine passende Diät heraus gesucht hat, sollte man sich darüber richtig Informieren.

Kohlsuppendiät

Die Kohlsuppendiät ist eine 7 Tätige Diät, die streng nach Rezeptvorgabe und Mengenangabe geht. Der Hauptbestandteil des Speiseplans ist die Kohlsuppe selbst, die aus Weißkohl, Tomaten, Karotten, grüner Paprika, Sellerie und Petersilie besteht. Rezept und den dazugehörigen Diätplan gibt es im Internet zu genüge. Die Suppe wird jeden Tag gegessen, so oft und so viel man möchte, dazu gibt es an jedem einzelnen Tag noch zusätzliche Nahrung. An einem Tag darf man mageres Fleisch essen, an einem anderen Tag Bananen mit Quark oder wieder an einem anderen Tag Kartoffeln. Die Vorgaben sind strikt, an welchem Tag man was und wie viel davon Essen darf. Diese Diät verspricht zwischen 5 und 7 Kg in einer Woche zu verlieren. Die Zutaten sind leicht zu besorgen und auch das Essen selbst ist leicht zubereitet. Man kann die Suppe auch Portionsweise einfrieren, was sogar Ratsam ist, da das Rezept der Suppe wirklich für eine ganze Woche ausreicht. Geschmacklich ist die Suppe wirklich lecker, doch bereits nach wenigen Tagen können die meisten die Suppe weder mehr sehen noch riechen. Man bekommt schnell eine Abneigung dagegen, weshalb auch die meisten nach wenigen Tagen bereits abbrechen. Die Diät besagt, um so mehr Suppe man isst, umso mehr nimmt man ab, also bringt es auch nichts die Suppe einfach weg zu lassen. Man muss jeden Tag die Suppe essen.

Ein Vorteil der Suppe ist, das man sie in Thermosbehälter gut mit durch den Tag nehmen kann. Ein Nachteil ist, das man sowieso lieber zu Hause bleibt, da man durch den Kohl sehr leicht zu starken Blähungen neigt.

Experten raten von dieser Diät ab, da ein so schneller Gewichtsverlust, Gesundheitliche bedenken gibt und da diese Diätform einen Eiweißmangel aufweist. Gegen die Suppe selbst ist nichts zu sagen, sie ist Frisch und gesund, sollte aber nicht als dauerhafte Hauptnahrungsquelle dienen, so die Experten.

Neben dieser Diät soll man natürlich viel Wasser trinken. Von Sportlichen Aktivitäten ist jedoch nicht die Rede. Diese Diät ist gut um Kurzfristig schnell einige Pfunde los zu werden, aber dauerhafter Erfolg ist kaum bekannt bei dieser Methode. Also eine Notlösung aber keine Dauerlösung.

Wo die Kohlsuppendiät ihren Ursprung hat, ist nicht bekannt, aber auch mit all den neuen Diäten, die im Laufe der Zeit dazu gekommen sind, ist diese Suppe noch nicht in Vergessenheit geraten. Jeder hat schon davon gehört und viele haben sie bereits ausprobiert. Aber wie gesagt, dauerhafte Erfolge sind durch diese Diät nicht Populär geworden, aber dennoch ist sie immer aktuell.

Paleo-Diät

Die Paleo Diät oder auch Steinzeit Diät genannt, beschreibt ein einfaches und seit hunderttausenden von Jahren bewährtes Konzept, das zu idealem Körpergewicht, optimaler Gesundheit und Leistungsfähigkeit führen soll. Sie Orientiert sich an der Ernährung unserer Vorfahren, als sie noch Jäger und Sammler waren. Die Steinzeiternährung sei die artgerechte Ernährung für den Menschen.

Diese Diätform ist für einen längeren Zeitraum gedacht und endet nicht etwa nach zwei oder drei Wochen. Im Besten Falle macht man auf diese Diät eine abgestimmte Ernährungsumstellung, also für immer, so die Paleo Anhänger.

Erlaubte Nahrungsmittel bei dieser Diät:
- Gemüse,
- Obst,
- Fleisch,
- Fisch,
- Eier,
- Salat,
- Nüsse,
- Fett.

Durch den Verzicht auf einige wenige Lebensmittelgruppen können ganz leicht Stoffwechsel- und Autoimmunerkrankungen, darunter Diabetes und Multiple Sklerose oder auch Akne vermieden, gelindert oder sogar geheilt werden. Die Haut soll Reiner werden, der Schlaf besser und man soll sich insgesamt schon nach einem Monat wesentlich Vitaler fühlen. Selbst einige Alergien sollen durch diese Ernährungsumstellung geheilt werden können. Nachweislich funktioniert dieses Konzept Exzellent. Gemüse, Obst, Fisch, Fleisch, Eier und Nüsse. Dafür keinen Zucker, keine Konservierungsstoffe, keine Aromen, keine künstlichen Zusatzstoffe und kein Getreide. Im Grunde Einleuchtend, das diese Diät mit zu den Gesündesten gehört und auch von Experten und Ärzten befürwortet wird. Wenn man sich einmal umgestellt hat und sich daran gewöhnt hat, ist es Leicht und auch nicht besonders Zeitaufwändig. Man muss nichts abwiegen oder unnötig Zählen, man muss auch nicht Hungern. Man kann so oft und so viel von den erlaubten Lebensmittel Essen wie man möchte.

Nun zu den Grundsetzen der Paleo Diät:

1: Kein Zucker

Man sollte komplett auf Zucker verzichten, gemeint ist der Industriezucker. Gerade bei Getränken ist oftmals viel Zucker enthalten. Also am Besten Wasser oder ungesüßter Tee.

2: Kein Getreide

Keine Getreideprodukte, ganz besonders weißes Mehl. Getreide, darunter auch Mais und Reis enthalten viele Kohlenhydrate und nur wenige Nährstoffe und sind Ursache für viele Krankheiten.

3: Kein Pflanzenfett

Keine Margarine, keine Öle wie Sonnenblumen-, Distel- oder Rapsöl (Ausnahme: Oliven- und Kokosöl), stattdessen möglichst tierische Fette verwenden (Butter, Schmalz).

4: Keine Fertiggerichte

Fast Food und Tütensuppen gehören auch dazu. Im Grunde generell keine Fertig Gestellte Produkte. Alles selbst Frisch zubereiten. Auch Soßen, ob es nun Soße zum Braten ist, Salatsoßen oder Soßen zum Dippen und Grillen; die Fertig Soßen sind Tabu.

5: Kein Übermäßiger Obstverzehr

Auch beim Obst sollte man darauf achten nicht zu viel Fruchtzucker zu sich zu nehmen. Obst ist gesund und bietet wertvolle Nährstoffe, doch auch zu viel Fruchtzucker ist nicht gut.

6: Keine Milchprodukte

Keine Milch und keine Milchprodukte. Alternativ kann man auf Mandelmilch oder Kokosmilch zurück greifen.

7: Fettsäurenverhältnis beachten

Achten sie auf Omega 3, Omega 6 Fettsäurenverhältnis.

Im Internet gibt es viele Informationen zu dieser Diät auch Paleo Kochbücher erobern immer mehr den Markt. Gegen diese Diät ist nichts einzuwenden, doch der Anfang ist sehr schwer. Wirft man einen Blick auf die Nahrungsmittel, die wir zu Hause haben, wird einem schnell klar, wie drastisch diese Umstellung wird. Da liegen die Nudeln, der Reis und die Fertigsuppen im Vorratsschrank. Im Kühlschrank den Joghurt, Ketchup und Majo. Unser täglich Brot nicht zu vergessen.

Aber wenn man die Vorräte ausgewechselt hat und nur noch die Dinge besitzt, die zu dem neuen Ernährungsplan dazu gehören, sowie Kochbücher, dann wird es einfacher. Fakt ist, das sich dieser Aufwand nicht für eins, zwei Monate lohnt, sondern für einen längeren Zeitraum. Es ist vielmehr eine Ernährungsumstellung als eine Diät.

Apfelessig-Diät

Die Apfelessig-Diät ist eine natürliche und Preiswerte Methode zum Abnehmen. Vor jeder Mahlzeit ein Glas verdünnten Apfelessig trinken, soll den Appetit zügeln, die Fettverbrennung ankurbeln sowie die Verdauung, es soll Entgiften und Heißhungerattacken vorbeugen.

Das Gesunde am Apfelessig ist, das dieser aus Apfelmost hergestellt wird und nicht nur Ballaststoffe und einige Vitamine enthält, sondern auch Mineralstoffe und Spurenelementen. Man führt also dem Körper einige Wertvolle Nährstoffe zu, zwar nicht so viel wie mit einem frischen Apfel, aber immerhin.

Im Fokus dieser Diät steht natürlich der Apfelessig-Drink. Wie oft dieser Drink zu sich genommen wird variiert von Anleitung zu Anleitung, da es verschiedene Varianten gibt. Die meisten Empfehlen jedoch 15 Minuten vor jeder Mahlzeit ein Glas davon zu sich zu nehmen. Auch das Mischverhältnis kann unterschiedlich sein. Aber in der Regel werden zwei Teelöffel Apfelessig in ein Glas mit lauwarmen Wasser gegeben und je nach Geschmack noch mit etwas Honig gemischt. Bei vielen ist es auch gestattet noch etwas Apfelsaft hinzu zugeben. Der Apfelessig selbst sollte unpasteurisiert und Naturtrüb sein, am besten Bio-Qualität. Unverdünnt reizt die Säure des Apfelessigs Magen und Darm, daher wirklich immer mit Wasser verdünnen.

Die Dauer dieser Diät ist davon abhängig, wie viel man Abnehmen möchte. Eins bis zwei Kilogramm

Gewichtsverlust in einer Woche ist das Ziel dieser Diät. Zusätzlich zu der Einnahme des Apfelessig-Drinks sollte man eine kalorienarme Mischkost zu sich nehmen, die 1400 Kilokalorien nicht übersteigen sollte. Am besten aufgeteilt durch drei Mahlzeiten am Tag. Empfohlen werden fettarme Lebensmittel wie Obst, Gemüse und Vollkornprodukte.

Die Apfelessig-Diät ist keine Blitz-Diät. Das Ziel ist ein schonendes, dauerhaftes Abnehmen und entgiften. Es gibt jedoch keine wissenschaftliche Belege für die Wirkung des Apfelessigs bei einer Diät. Dennoch lassen sich oftmals Erfolge erzielen.

Für die Apfelessig-Diät gibt es verschiedene Anleitungen im Internet und auch hierfür gibt es Bücher.

Allgemeine Eiweiß-Diäten

Das Konzept dieser Diät ist „Abnehmen mit Eiweiß". Der Hauptbestandteil dieser Ernährung sollen Proteine sein.

Durch den hohen Proteingehalt dieser Diät wird die Versorgung des Organismus mit Glukose reduziert, sodass der Körper die benötigte Energie aus den Fettdepots beziehen muss.

Fette sind in begrenzter Menge Erlaubt, auf Kohlenhydrate in Form von Brot, Kartoffeln und Nudeln sollte man weitgehend verzichten.

Der Hohe Eiweißanteil soll für längere Zeit Satt halten.

Auch hierbei gibt es verschiedene Programme. Einen speziellen Ernährungsplan gibt es in der Regel nicht. Man stellt sich das Essen selbst zusammen, man muss nur darauf achten, das wirklich bei jeder Mahlzeit Proteine enthalten sind.

Experten raten allerdings von einer solchen Diät ab, da ein Überschuss an Proteinen schlecht für die Nieren ist und sogar zu Gichtanfällen führen kann.

Also, sollte man sich für eine Eiweiß-Diät entscheiden, sollte diese nur von kurzer Dauer sein.

Dukan-Diät

Die Dukan-Diät gehört zu der Eiweiß-Diät und wurde vom französischen Ernährungsmediziner Pierre Dukan entwickelt. Sein Abnehmbuch mit den Versprechen „Essen Sie, soviel Sie wollen" und „Kein Jo-Jo-Effekt" schaffte es in die Bestsellerlisten.

Es ist eine Knallharte Eiweißdiät, dessen Prinzip es ist Eiweiß Pur zu sich zu nehmen. Also Magere, proteinhaltige Lebensmittel, von denen man aber so viel Essen kann, wie man möchte.

Der Dukan-Diät-Plan teilt sich in 4 Phasen auf und ist sehr Streng. Die Lebensmittel sind sehr Kalorienreduziert, gegessen werden fast ausschließlich Proteine, Fette und Kohlenhydrate gibt es so gut wie gar nicht.

Hier die vier Phasen:

Phase1: „Attack-Phase" (1-10 Tage)
In Phase 1 ist ausschließlich eiweißreiche, Fettarme Kost erlaubt (w.Z.B. Fleisch, Fisch, Magere Milchprodukte). Verboten sind Gemüse, Obst, Alkohol, Zucker und Fett. Täglich werden 20 Minuten Spazieren vorgeschrieben.

Phase2: „Cruising-/ Aufbau-Phase" (geht bis zum erreichten Wunschgewicht)
Eiweiß und Gemüsephasen wechseln im Tagesrythmus, wobei die Sorten des Gemüses vorgeschrieben sind, welche man Essen darf. Obst ist weiterhin Tabu. Der Spaziergang wird auf 30 Minuten täglich erhöht.

Phase3: „Consolidation-/Stabilisierungs-Phase" (Diese Phase soll man 10 Tage pro abgenommenem Kilo durchführen)
In dieser Zeit soll das Gewicht gehalten werden um einen Jo-Jo-Effekt zu vermeiden. Ein Strenger Eiweiß Tag die Woche bleibt bestehen, dafür darf man zwei Mahlzeiten die Woche Schlemmen was man möchte. Ansonsten darf man täglich eine Portion Obst Essen und ansonsten das selbe wie in Phase 1 und noch Gemüse dazu.

Phase4: „Stabilisation-/Erhaltungs-Phase" (dauerhaft)
Diese Phase soll den Dauerhaften Erfolg sichern. Es gibt drei Regeln, die eingehalten werden sollten. 1.) Ausgewogene Ernährung. 2.) Ein Proteintag pro Woche 3.) Tägliche Bewegung.

Mit dieser Diät kann man Abnehmen und verliert auch wirklich Körperfett, im Gegensatz zu vielen anderen Diäten, doch es ist bedenklich das über einen solch großen Zeitraum so wenig Gemüse und Obst zu sich genommen wird. Das kann zu Vitamin- und Nährstoffmangel führen.

Auch hierzu gibt es Viele Diätbücher sowie Kochbücher. Auch im Internet gibt es viele Informationen darüber.

Stoffwechseldiät

Die Stoffwechseldiät gehört ebenfalls zur Gruppe der Eiweiß-Diäten.

Hierbei soll sich durch eine bestimmte Zusammenstellung der Nahrungsmittel der Stoffwechsel beschleunigen. Auch in dieser Diät dominieren Eiweißhaltige Lebensmittel. Das soll den Energieumsatz beschleunigen und die Pfunde verschwinden lassen, sagen die Anhänger dieser Diät.

Der Stoffwechseldiätplan variiert von Methode zu Methode. Doch bei allen ist der Hohe Eiweißanteil und der geringe Kohlenhydratanteil gleich. Dadurch ist der Körper gezwungen seine Energie aus den Fettdepots zu beziehen, was zur Gewichtsreduktion führt. Gleichzeitig soll die radikale Ernährungsumstellung den Blutzuckerspiegel konstant halten, wodurch Heißhungerattacken ausbleiben.

In den meisten Varianten sind drei Mahlzeiten am Tag vorgesehen. Kein Alkohol, Salz, Zucker, süße Getränke etc. Eier, Steak, Schinken, Salat und Gemüse sind erlaubt. Zu Trinken gibt es ungesüßten Tee, Kaffee oder Wasser. Bei manchen Varianten dieser Diät sind sogar Schlemmertage erlaubt.

Die Stoffwechseldiät wird in der Regel 14 tage durchgeführt und man sagt, das man durch diese extreme Ernährungsweise für ein Jahr keine Gewichtszunahme zu befürchten hat.

Auch hierzu gibt es im Internet zahlreiche Informationen, sowie Bücher und Rezepte.

Low Carb Diät

Auch die Low Carb Diät gehört zur Gruppe der Eiweiß Diät, auch wenn hier nicht das Hauptaugenmerk auf Erhöhung der Eiweiß Zufuhr liegt, sondern eher darin, die Kohlenhydrat Einnahme drastisch zu reduzieren.

In den vergangenen Jahrzehnten hat der Kohlenhydratanteil unseres Speiseplans extrem und drastisch zugenommen. Das Gleichgewicht zwischen den Makronährstoffen (Kohlenhydrate, Eiweiß und Fett) existiert kaum noch. Dabei spielt die Nahrungsmittelindustrie eine Große Rolle. Denn weiterverarbeitete Kohlenhydrate lassen sich günstig produzieren und verursachen einen Suchteffekt, was die Verbraucher dazu führt, mehr zu kaufen (Süßigkeiten, Erfrischungsgetränke, Weißbrot, weißen Reis, Nudeln und verarbeitete Kartoffelprodukte). Die Heutige Gesellschaft besteht eigentlich zum größten Teil aus „Zucker-Junkies", wir schaufeln den ganzen Tag Kohlenhydrate in uns hinein. Für den Körper ist es einfacher dies in Energie umzuwandeln als an die Fettdepots zu gehen, die eigentlich diese Aufgabe der Energiegewinnung erledigen sollten.

Bei der Low Carb Diät wird also darauf geachtet, die Kohlenhydrat Menge gering zu halten. Es gibt verschiedene Varianten, die einen strenger, die anderen lockerer. Der Markt ist voller Bücher und Rezeptbücher darüber.

Fakt ist, das man durch eine Kohlenhydratarme Diät mehr Gewicht verliert als durch eine Fettarme Ernährung. Doch man sollte natürliche Kohlenhydrate nicht ganz aus dem Speiseplan verbannen.

Blutgruppendiät

Der US-amerikanische Naturheilmediziner Dr. med. D'Adamo brachte in den 90er die Theorie heraus, das die Blutgruppe bestimmt, welche Ernährung und Lebensweise man haben sollte. Jeder sollte sein Essen nach seiner Blutgruppe ausrichten. Seine Bücher wurden ein Verkaufsschlager, obwohl sich seine Theorien an keine Fakten, Tests oder Studien Orientieren konnten. Es gibt keinerlei Wissenschaftliche Beweise für diese Aussagen. Dennoch hat sie sich bis heute Durchgesetzt. Auch hier kann man einige Bücher und Rezepte auf dem Markt und im Internet finden.

Laut Dr. med. D'Adamo bestimmt die Blutgruppe allein welche Lebensmittel wir gut vertragen und welche schlecht für uns sind.

Blutgruppe 0-Typ: der Jäger

Fleisch, viele Gemüsesorten und Früchte sind gut verträglich. Weizenvollkornprodukte sollten wegen des Glutens gemieden werden. Bis auf Butter und Bauernkäse sind auch alle Kuhmilchprodukte zu meiden. Wegen der Lektine seien Hülsenfrüchte sogar Problematisch für den Körper, so seine Aussage.

Blutgruppe A-Typ: Der Landwirt

Eine Vegetarische Ernährungsweise, in der Obst und Gemüse eine wichtige Rolle spielen, ist für den A-Typ sehr bekömmlich. Fisch ist sogar mehrmals die Woche gut.Auf

Kuhmilchprodukte sollte man verzichten, genauso wie auf Weizenprodukte, so seine Aussage.

Blutgruppe B-Typ: Der Ausgeglichene
Der B-Typ kann unter den meisten Lebensmitteln frei Entscheiden, sogar Milchprodukte verträgt er gut. Schwer bekömmlich sind allerdings Roggen- und Weizenprodukte sowie Geflügelfleisch. Auch Gemüse und Früchte (mit Ausnahme vieler Hülsenfrüchte) sind gut.

Blutgruppe AB-Typ: Der Rätselhafte
Das ist die einzige Blutgruppe, die Weizen gut verträgt sowie Sauermilchprodukte, die meisten Käse- und Fischsorten und fast alle Gemüsearten und Früchte (mit Ausnahme einiger Hülsenfrüchte). Fleisch sollte jedoch nur in geringen Mengen gegessen werden.

Eine Unverträglichkeit einiger Lebensmittel Aufgrund der Blutgruppe wurde niemals Nachgewiesen, daher wird diese Diät unter Experten oftmals belächelt.

Mond-Diät

Der Mond beeinflusst das Leben auf der Erde. Ebbe und Flut hängen von der Anziehungskraft des Mondes ab. Viele Menschen, sogar schon teilweise als Baby haben bei Vollmond Schwierigkeiten beim Einschlafen.

Laut der Mond-Diät reagiert sogar das Wasser in unseren Zellen auf den Mond. Auf und Abbau von Fett werde damit gesteuert. Das Abnehmen soll je nach stand des Mondes mal leichter und dann wieder schwerer fallen. Zudem sollen je nach Mondphase bestimmte Lebensmittel bekömmlicher sein als zu einem anderen Zeitpunkt.

Diese Diät hat sich bis jetzt noch nicht in wissenschaftlichen Studien Beweisen können, doch einige Prominente wie Madonna und Demi Moore stehen voll und ganz dahinter und haben wohl mit dieser Diät erfolge erzielt.

Bei der Mond-Diät wird auf zu viel Fett verzichtet und zu bestimmten Zeiten ein Fastentag eingelegt. Dadurch verliert man langsam aber stetig an Gewicht. Diese Diät kann über einen langen Zeitraum durchgeführt werden, weil es eine gesunde Ernährungsform ist.

Diese Diät Beginnt bei Neumond, und man sollte es mit einem Fastentag starten, bei dem man nur Tee und Wasser zu sich nimmt. Bei Neumond soll sich der Körper besonderst gut reinigen können.

Beim zunehmenden Mond soll der Körper besonders gut Kalorien verwerten und packt diese in die Fettdepots an. Daher sollte man in dieser Zeit besonders gut darauf achten, nicht so viel zu schlemmen. Bei Fleisch, Wurst und andere Fettreiche Speisen sollte wenn möglich verzichtet werden.

Bei Vollmond ist wohl der Stoffwechsel auf Zunehmen programmiert, daher sollte man noch einmal eins bis zwei Fastentage einlegen um dem ganzen zu entgehen.

Beim Abnehmenden Mond läuft der Stoffwechsel auf Hochtouren, in dieser Zeit verbraucht der Körper sehr viel Energie. Somit kann man auch mal Naschen, ohne das es gleich ansetzt.

Am Idealsten ist es, wenn man während der Mond-Diät nur einmal in der Woche Fleisch, Eier oder Fisch isst und auf Süßigkeiten, Alkohol, Wurst und Weißmehlprodukte komplett verzichtet. Dann sollte man schon gute 4 Kilogramm in einem Mondzyklus abnehmen können.

Hierzu gibt es Informationen im Internet und auch einige Bücher, auch wenn diese Diät nicht ganz so Populär ist.

Schlank im Schlaf

Das Konzept dieser Diät entwickelte Dr. Detlef Pape und ist eine Insulin-Trennkost. Nach diesem Prinzip müssen protein- und kohlenhydratreiche Lebensmittel richtig kombiniert werden.

Diese zählt zu den Gesunden und auch Erfolgreichen Diäten, doch man braucht einiges an Disziplin und Durchhaltevermögen. Man muss nicht Hungern und hat auch keine Mangelernährung, doch es gibt klare Regeln, die Eingehalten werden sollten.

Mahlzeiten gibt es drei mal am Tag mit je fünf Stunden Abstand dazwischen. Keine Zwischenmahlzeiten, Snacks oder Softdrinks zwischendurch. Nur Wasser, Kaffee und ungesüßten Tee.

Das Prinzip lautet, das man am Morgen kohlenhydratreiche (dafür eiweißarme) kost zu sich nimmt, da Kohlenhydrate je nach Tageszeit vom Körper unterschiedlich verwertet werden.

Am Mittag soll man vollwertige und ausgewogene Mischkost zu sich nehmen und beim Abendessen Eiweißreiche und Kohlenhydratfreie Gerichte.

Auf die Kohlenhydratfreie Ernährung am Abend wird besonders großen Wert gelegt, da dies die Fettverbrennung in der Nacht ankurbelt. Daher heißt diese Diätform auch „Schlank im Schlaf".

Diese Diät hat sehr viele Erfolge erzielt und hat Zahllose Anhänger. Für diese Diät gibt es viele Bücher und Kochbücher, sowie Online Rezepte und Informationen.

Brigitte-Diät

In den 60er-Jahren entwickelte die Zeitschrift „Brigitte" diese Diät und entwickelt diese auch immer weiter. Es ist eine Kalorienreduzierte Ernährungsweise, bei der man alles Essen darf, solange man nicht über 1200 kcal kommt und der Fettanteil von 40 Gramm pro Tag nicht überstiegen wird.

Man sollte am besten zwischen Frühstück, Mittagessen und Abendessen je 4 Stunden eine Essenspause einlegen und zwischen dem Abendessen und dem Frühstück am nächsten Tag eine 10 Stündige Pause einlegen, aber ganz so streng ist es nicht, da es auch viele Rezepte für Snacks und Zwischenmahlzeiten gibt. Die Zeitschrift bietet immer wieder neue und aktuelle Rezepte an, für jede Mahlzeit, so, das man sich selbst alles zusammen stellen kann. Diese Diät setzt auf Fettarme, ausgewogene Mischkost mit ausreichend Eiweiß. Und im laufe der Jahre ist ein Meer an Rezepten zusammen gekommen, so viele, das schon mehrere Bücher mit je hunderten Rezepten auf den Markt gekommen sind. Auch in vielen Foren gibt es eine riesige Auswahl an Rezepten. Es ist wirklich für jeden Geschmack etwas dabei und wenn man sich einmal auf diese Diät eingestellt hat, fällt es einem noch nicht einmal mehr auf, das man Diät macht, denn die Rezepte sind in der Regel so angepasst, das man sich Satt essen kann und dabei seine tägliche Kalorienzufuhr nicht überschreitet.

Hollywood-Diät

Die Hollywood-Diät wurde in den 20er für Filmschauspieler entwickelt und sollte diese auf schnellstem Wege zu einer schlanken Figur verhelfen. Sie war daher Hauptsächlich für Schauspieler gedacht, da es sich bei der Lebensmittelzufuhr um Luxus-Essen handelte, zumindest zur damaligen Zeit. Die Hauptnahrungsmittel bei dieser Diät bestehen aus Exotischen Früchten und Meeresfrüchten. In der Heutigen Zeit liegt das Augenmerk eher auf die Exotischen Früchte, da die darin enthaltenen Enzyme die Verdauung unterstützen. Diese Diät ist eine Kombination von Low-Carb und Trennkost, bei der 60 % der täglichen Kalorienzufuhr aus eiweißreichen Lebensmittel besteht. Die tägliche Gesamtenergiezufuhr dieser Diät liegt bei 700 bis 800 kcal. Falls der Hunger zwischendurch doch zu groß wird, gibt es Obst als Zwischenmahlzeit.

Essen darf man Meeresfrüchte sowie mageren Fisch, Mageres Fleisch, Salat, Kohlenhydratarme Gemüsesorten und Tropische Früchte.

Diese Diät ist eine Kurzzeitdiät und ist nicht für längere Zeiträume geeignet, da ein Nährstoffmangel auftreten kann. Man nimmt bei dieser Diät sehr schnell ab, aber auch genauso schnell wieder zu, wenn man nach dieser Diät ganz normal wie zuvor weiter isst. Es gibt auch über diese Diät Bücher, wenn auch nicht ganz so viele, da diese Diät sich hier in Deutschland nicht gut durchgesetzt hat.

Ketogene Diät

Eine Ketogene Ernährung zeichnet sich durch eine extrem Kohlenhydratarme und auch Zuckerarme, aber dafür sehr fettreiche Ernährung aus. Während dieser Diät sieht die Ernährung wie folgt aus: 5% Kohlenhydrate, 35% Proteine und 60% Fett.

Kohlenhydrathaltige Speisen wie Getreideprodukte, Zucker, Fertiggerichte, Obst oder Hülsenfrüchte sind während dieser Diät tabu. Stattdessen stehen auf dem Speiseplan Fleisch, Fisch, Eier, Nüsse, Kohlenhydratarmes Gemüse und Milchprodukte.

Durch den Kohlenhydratmangel verbrennt der Körper mehr Fett als Energielieferant. Diese Ernährungsweise hilft nachweislich Gewicht zu reduzieren und ist auch für typ-2-Diabetes-Patienten sehr förderlich.

In einigen Studien konnte sogar nachgewiesen werden das bei der Ketogenen Ernährung von Krebspatienten der Tumorwachstum verlangsamt werden konnte.

Auch über diese Diät gibt es viele Informationsbücher und Kochbücher (auch für Vegetarier!).

Kalorien zählen

Kalorien zählen gehört wohl mit zu den Erfolgreichsten Diäten, die es gibt, auch wenn es nicht wirklich eine Diätform ist. Man darf alles Essen, es gibt keine Verbote, man muss nur darauf achten, das man pro Tag nicht über eine bestimmte Kalorienmenge hinaus kommt.

Man muss zuvor nur schauen, wie viele Kalorien man benötigt. Dies hängt vom Geschlecht und von der Tätigkeit ab. Natürlich braucht jemand mit einer schweren körperlichen Arbeit mehr Kalorien als jemand der sich kaum Bewegt, also überwiegend einer sitzenden Tätigkeit nachgeht.

Also nehmen wir an, jemand braucht im Durchschnitt am Tag 2000 kcal um weder ab, noch zuzunehmen, dann kann man diese Kalorien zum Beispiel auf 1400 am Tag reduzieren um einen Gewichtsverlust zu erreichen. Auf allen Fertigen Produkten, die es zu Kaufen gibt, steht hinten eine Nährwerttabelle, in welcher die Menge der Kohlenhydrate, Eiweiß, Fett und Kalorien pro 100g angegeben ist. Es gibt auch in Apotheken Bücher mit Nährwerttabellen und auch Apps können einem weiterhelfen. So rechnet man sämtliche Kalorien zusammen, die man am Tag zu sich nimmt. Auch in den meisten Kochbüchern stehen mittlerweile die Nährwerte pro Portion des fertigen Gerichts dabei, so das man nicht mühselig jede Zutat einzeln zusammen rechnen muss. Am Besten man führt Buch darüber. Gleichzeitig listet man auch auf, wie viele Kalorien man verbraucht hat. Jede

Tätigkeit verbraucht Kalorien, auch dafür gibt es Tabellen.

Das gute an dieser „Diät" ist, das man ein besseres Bewusstsein für die Ernährung bekommt und lernt, was „gutes" Essen ist und was Kalorienfallen, dadurch ist ein Jojo-Effekt unwahrscheinlicher. Zu Anfang erscheint es sehr Mühselig nach zu schauen wie viele Kalorien etwas hat und diese zu notieren, aber mit der Zeit entwickelt man ein Gedächtnis der Kalorienmenge und muss gar nicht mehr nachlesen. Man meidet auch eher Kalorienfallen wie Limonade und Süßigkeiten, da diese nur unnötige Kalorien haben.

Selbst nach der Diät, behält man automatisch einen Blick darauf wie viel man zu sich nimmt und kann dadurch sein Gewicht halten.

Heilfasten

Beim Fasten wird auf jegliche Feste Nahrung verzichtet. Beim echten Heilfasten nimmt man nur Wasser zu sich, bei anderen Varianten des Heilfasten sind auch Säfte, Ungesüßter Tee sowie Gemüsebrühe gestattet. Die Dauer beträgt von einigen Tagen bis Maximal 6 Wochen und beginnt mit einer Darmreinigung, da sich nur mit einem leeren Darm gesund und Hungerfrei Fasten lässt.

Es gibt immer noch Menschen, die dem Irrglauben verfallen sind, das Fasten nicht möglich sei, da man vor Hunger sterben würde. Dem ist nicht so. Das Hungergefühl wird vom Darm aus gesendet, damit Nachschub kommt. Wenn aber der Darm gereinigt ist, fällt das Hungergefühl komplett weg. Der Appetit bleibt, aber das richtige Hungergefühl mit Magen knurren bleibt völlig aus. Also keine Sorge, das man vor Hunger umgeht!

Das Heilfasten wird in erster Linie nicht gemacht um abzunehmen, was allerdings ein toller Nebeneffekt ist, nein, es ist ein tiefgreifender Prozess, der viel im Körper und auch im Geist verändert. Körper und Geist werden dadurch gereinigt. Jeder, der schon einmal eine Fastenkur gemacht hat, ist begeistert, denn, Fasten kann wahre Wunder bewirken. Einfach ausgedrückt, gibt man dem Körper, indem man Fastet, genug Zeit und Energie um an sich selbst Reparaturen vor zunehmen. Durch Fastenkuren können viele Krankheitsbilder verbessert, wenn nicht sogar gänzlich geheilt werden, wie zum Beispiel:

- Depressionen,
- Migräne,
- Bluthochdruck,
- Fettleber,
- Arthrose,
- Multiple Sklerose,
- Akne,
- Diabetes Typ-2,

Und viele mehr. Das sind nur die gängigsten Heilungen. Es gab auch einige Fälle, in denen Krebs geheilt wurde. Fasten sollte jedoch nur unter ärztlicher Aufsicht durchgeführt werden. Es gibt sogar Fastenkur Einrichtungen, wo man 6 Wochen lang mit gleichgesinnten lebt und rund um die Uhr Ärzte vor Ort hat. Viele Menschen machen diese 6-Wöchige Fastenkur einmal im Jahr.

Intervallfasten

Beim Intervallfasten (oder intermittierendes Fasten) Fastet man einen gewissen Zeitraum, isst dann wieder und Fastet wieder. Dies geschieht im Regelmäßigen Wechsel. Es gibt verschiedene Arten des Intervallfastens. Die gängigsten zwei sind zum einen das 5:2-Fasten, bei dem 5 Tage lang normal gegessen wird und im Anschluss zwei Tage gefastet wird. Und zum anderen das 16:8-Intervallfasten, bei dem man 8 Stunden lang isst und anschließend 16 Stunden lang Fastet. Da muss jeder selbst entscheiden, welches zu einem passt und man leichter in seinen Alltag einbauen kann.

Diese „Diätform" ist Zeitlich unbegrenzt. Man kann sie so lange durchführen, bis man sein Ziel- oder Wunschgewicht erreicht hat, man kann sie jedoch auch ein Leben lang durchführen.

Beim Intervallfasten wird das Fett abgebaut, da erst dann Fett im Körper abgebaut wird, wenn der Insulinspiegel niedrig ist. Drei bis Fünf stunden nach einer Mahlzeit geht erst der Insulinspiegel herunter. Zwischen 8 und 12 Stunden nach einer Mahlzeit, wenn der Insulinspiegel niedrig ist, beginnt der Körper erst an die Fettdepots zu gehen. Diese Diätform enthält auch viele Vorteile:

- es verlangsamt den Körperlichen Alterungsprozess,
- es verbessert die Regeneration der Zellen,
- das Diabetesrisiko wird verringert,
- es hilft bei Bluthochdruck,
- gegen Arthrose,

– senkt die Entzündungsneigung im Körper,

– kann gegen einige Krebsarten helfen.

Es ist wissenschaftlich erwiesen, dass das Fasten im Organismus eine intensive Selbstheilung auslöst.

Und bei vielen führt das Intervallfasten dazu, sich bewusster und somit auch Gesünder zu Ernähren. Es ist also nicht verwunderlich das diese Diät in den letzten zwei Jahren in aller Munde ist und es auch zahlreiche Bücher darüber gibt. Es gibt sogar Apps, die einen dabei unterstützen und einen daran Erinnern, wann die Fastenzeit beginnt und wann sie endet. Also, man wird schnell fündig bei der Suche nach dem Intervallfasten.

Saftfasten

Beim Saftfasten Ernährt man sich eine gewisse Zeitlang ausschließlich von Flüssigkeiten wie Tee, Wasser und frisch zubereitete Säfte aus Obst und Gemüse. Man Verzichtet komplett auf feste Nahrung. Durch diese Säfte, die man um die sechs mal am Tag zu sich nehmen sollte, erhält man genügend Vitamine, Mineralstoffe und Enzymen, die den Körper mit allem nötigen versorgen.

Beim ersten Saftfasten sollte man erst einmal drei Tage dafür einplanen. Wenn der Körper das gut verkraftet, kann man beim nächsten mal schon eine Woche lang diese Fastenart machen. Dadurch, dass der Körper mit „Flüssignahrung" versorgt wird, kann es zu einem starken Hunger und vermehrten Appetit kommen.

Man sollte darauf achten nicht zu viel Obst zu verwenden, da durch den Fruchtzucker der Blutzuckerspiegel in die Höhe jagt, daher eher zu Gemüse greifen. Ein Entsafter ist für diese Diät von Vorteil.

Geeignetes Gemüse zum Entsaften: Sellerie, Spinat, Paprika, Gurken, Grünkohl, Tomaten, frische rote Beete, Möhren.

Geeignetes Obst zum entsaften: Orangen, Ananas, Zitrone, Äpfel, Beeren. Morgens kann man mit einem Ingwer-Shot starten, der ein guter Ersatz für Kaffee ist und Abends lässt man den Tag mit einem Kräutertee abklingen. Auch für das Saftfasten gibt es viele Informationsbücher und Rezeptbücher.

Weight Watchers

Weight Watchers ist keine Diät an sich, sondern eher eine Organisation von Abnehmwilligen mit einem speziellen Diätprogramm, das nur für Mitglieder, die einen Mitgliedsbeitrag bezahlen, zugänglich gemacht wird. Die Weight Watchers arbeiten nach einem eigenen Punktesystem, bei dem jedes Lebensmittel, je nach Zusammensetzung einen bestimmten Punktwert hat. Vom Prinzip her, also so ähnlich wie Kalorienzählen.

Wenn man sich bei Weight Watchers anmeldet, wird ein Zielgewicht festgelegt, der sich beim BMI-Wert im Normalbereich befinden muss, und man bekommt die Punktanzahl gesagt, die man am Tag / in der Woche, Essen darf, um abzunehmen. Dazu erhält man die Broschüren und Punkteliste, hat Zugang zu Zahlreichen Rezepten und Informationen. Was dieses Diät Programm so Einzigartig macht, ist der Gemeinschaftssinn. Man steht nicht alleine da, sondern kann an den (kostenpflichtigen) wöchentlichen Gruppentreffen teilnehmen, bei denen Erfahrungen ausgetauscht werden können, die Erfolge überprüft werden und das Konzept einer gesunden Ernährung erläutert wird. Die Gruppenleiter dieser Treffen waren selbst Mitglieder, die mit diesem Programm erfolgreich abgenommen und ihr Ziel erreicht haben.

Vielen fällt das Abnehmen leichter, wenn man mit Gleichgesinnten darüber sprechen kann und sich auch gegenseitig Motiviert.

Wenn man sein Zielgewicht erreicht hat, erhält man eine

Goldmitgliedschaft, mit der man Kostenlos an den Treffen teilnehmen kann, solange man nicht mehr als zwei Kilogramm zunimmt. Weight Watchers ist also ein Abnehmklub, der mittlerweile sogar schon in 30 Ländern vertreten ist. Es gibt auch einige Produkte von Weight Watchers auf dem Markt, wie Wurst oder Gesunde Fertiggerichte, die mit einem Pointswert versehen sind. Weight Watchers existieren seit den 60er-jahren und werden wohl auch noch lange bestehen bleiben. Das ist kein Trend, der nach einem Jahr in Vergessenheit gerät.

Also, Diejenigen, die lieber in einer Gemeinschaft abnehmen möchten sind hier genau richtig aufgehoben.

Slim Fast

Die Slim Fast Diät läuft nach einem 3-2-1-Plan, der 6 Mahlzeiten an einem Tag beinhaltet; 3 Snacks, 2 Slim Fast Produkte (Shakes) und 1 richtige Mahlzeit. Diese Diät verspricht schnell, aber auf Gesunde weise abzunehmen, da die Slim Fast Shakes alle Mineralien und Vitamine Enthalten, die der Körper braucht.

Die Slim Fast Shakes gibt es in verschiedene Geschmacksrichtungen: Erdbeere, Vanille, Schoko und Cappuccino. Zum Einen als Pulver erhältlich, das man selbst anrührt und zum anderen gibt es aber auch die fertigen Shakes, die gerade für Unterwegs sehr geeignet sind. Neben den Shakes, die eine Mahlzeit ersetzen gibt es auch noch andere Produkte von Slim Fast, wie zum Beispiel verschiedene Riegel oder andere Snacks. Eine Slim Fast Diät sollte wie Folgt aussehen:

-Morgens zwischen 9:00-11:00 Uhr ein Slim Fast Shake als Frühstück (Die Shakes sollen sehr sättigend sein und auch für mehrere Stunden Anhalten).

-gegen 13:00 Uhr einen Snack nach Wahl, der jedoch nicht über 100 kcal haben sollte.

-gegen 15:00 Uhr kommt die zweite Mahlzeit, die wieder durch einen Shake ersetzt wird.

-zwischen 17:00-18:00 Uhr kommt wieder ein Snack, nicht über 100 kcal.

-zwischen 18:00-19:00 Uhr isst man eine richtige, am besten Gesunde Mahlzeit, die jedoch nicht über 600 kcal haben sollte.

-den letzten Snack (wieder nicht über 100 kcal) sollte man zwei Stunden, bevor man zu Bett geht, zu sich nehmen.

Es gibt auch Online einige Rezepte, die auf die Slim Fast Diät genau abgestimmt sind.

Man sollte sich auch wie bei anderen Diäten auch, Körperlich Bewegen und viel Wasser trinken.

Mit dieser Diät kann man wirklich effektiv abnehmen, doch die meisten verfallen hinterher dem Jo-Jo-Effekt, da sie ihr altes Essverhalten wieder aufnehmen.

Für schnelles Abnehmen in kurzer Zeit für ein Ereignis wie Urlaub, Hochzeit oder andere Anlässe, ist diese Diät Optimal, aber wenn man einen Dauerhaften Erfolg erreichen möchte, muss man sein Essverhalten dauerhaft ändern.

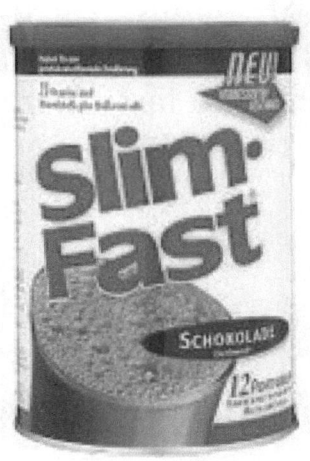

Almased

Almased gehört genauso wie Slim Fast zu den Formula-Diäten.
(Formula-Diät: Diät-Shakes, die einzelne, bis alle Mahlzeiten ersetzen. Diese haben zwischen 200-400 kcal und enthalten alle wichtigen Vitamine und Mineralien die der Körper braucht. Eine Formula Diät war ursprünglich für eine schnelle Gewichtsreduktion für stark Übergewichtige Patienten vor einer Operation gedacht. Aber mittlerweile gibt es auch viele Formula Diäten frei auf dem Markt erhältlich.)
Almased ist ein Eiweißpulver, das man zu einem Shake anrührt und damit eine Mahlzeit ersetzt. Es ist das Eiweißreichste Pulver der ganzen Formula Diäten. Es besteht aus Joghurt, Honig und Soja. Die Geschmacksrichtung ist Vanille. Zu dem Almased Pulver kann man sich auch ein Buch über diese Diät kaufen. Das Pulver selbst ist mittlerweile fast Überall erhältlich und hat viele Anhänger.

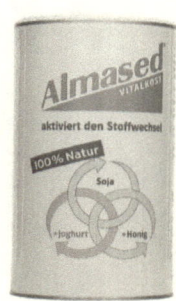

Gymondo

Gymondo ist keine Diät, sondern ein Online Fitnessprogramm, das sich aber sehr Bewehrt hat.

Es hat verschiedene Programme, aber man kann sich auch sein eigenes Programm zusammen stellen. Mit Fast 750 Workouts, die zur Wahl stehen, findet jeder etwas das ihm Spaß macht. Mit den Workout Videos kann man es bequem zu Hause nachmachen und muss nicht extra in ein Fitnessstudio. Man findet Cardio Training, Yoga, Pilates und vieles mehr. Für Anfänger und Fortgeschrittene. Sogar für Schwangere gibt es Programme. Neben den Fitnessprogrammen gibt es auch Ernährungsvideos und über 2000 Gesunde und Leckere Rezepte.

Unter den Trainern gibt es auch Bekannte Leute wie zum Beispiel Sophia Thiel und Daniel Aminati. Beim Magazin kann man Erfahrungsberichte Lesen von Leuten, die mit diesem Programm schon etliche Kilos verloren haben um sich zu motivieren.

Man muss sich bei diesem Online Fitnessprogramm anmelden und einen Monatlichen Beitrag zahlen, wie bei jedem Fitnessstudio auch. Es hat viele Vorteile, da man sein Programm zu jeder Uhrzeit durchziehen kann und sogar auch im Urlaub sein Training nicht aussetzen muss, sofern man Internetverbindung hat. Der Nachteil ist, das man bei den Übungen niemanden hat, der einen korrigieren kann.

Tipps und Tricks

1.) **Während des Essens sollte es ruhig im Raum sein.** So ruhig, dass man sich selbst beim Essen hören kann. Dadurch isst man viel Bewusster und auch weniger. Je lauter (also Crunchiger) das Essen, desto größer die Wirkung. So die Experten.

2.) **Tägliches Wiegen.** Einer Studie nach, nehmen Menschen, die sich Täglich wiegen, weniger zu als Menschen, die sich nicht so oft wiegen. Forscher geben an, das es daran liegt, das man durch tägliches wiegen einen Zusammenhang zwischen Gewicht und Essverhalten erkennen kann. Hinzu kommt, das man bei täglichem Wiegen schneller dagegen steuern kann, wenn man sieht das man zunimmt.

3.) Bewegung am Morgen. Eine amerikanische Studie hat ergeben, wenn man sich Morgens draußen für 20-30 Minuten Bewegt, beeinflusst es positiv den Stoffwechsel und fördert den Kalorienverbrauch.

4.) **Die Augen im Vorfeld schon Essen lassen.** Es ist immer so, dass derjenige, der zu Hause das essen gekocht hat, auch am wenigsten isst. Das liegt allerdings nicht daran, das er das essen abschmecken musste und sich dadurch bereits den Bauch gefüllt hat, nein, das liegt daran, das viele Sinne vom essen schon satt sind. Die Augen, der Geruch, alles hat sich schon eine weile damit beschäftigt, bevor man zum eigentlich essen kommt. Und genau diese Tatsache sorgt dafür, das man viel schneller Satt ist. Wenn man vor einer Mahlzeit eine Kochzeitschrift oder ein Kochbuch durchblättert, hat es den selben Effekt. Man hat vielleicht das Gefühl durch das anschauen der Bilder von essen Hunger zu bekommen, aber letztendlich isst man dadurch eine viel kleinere Portion, weil das Sättigungsgefühl früher einsetzt.

5.) **In eine Diät Rückschläge mit einplanen.** Wie viele haben schon eine Diät gemacht, sind am dritten Tag gescheitert, weil die Sahnetorte Mittags so verlockend war und haben dadurch die ganze Diät über den Haufen geworfen, ganz nach dem Motto „Jetzt ist es sowieso egal, hab eh gesündigt, dann kann ich auch die Pizza am Abend Essen!"? Die meisten scheitern genau aus diesem Grund. Aber hier ist Perfektionismus wirklich nicht angebracht. Man muss die Diät nicht Perfekt durchziehen, man scheitert nur dann, wenn man Aufgibt, nicht wenn man mal Gesündigt hat. Aber die meisten beenden direkt die Diät, wenn sie außerplanmäßig etwas gegessen haben. Sie verschieben die Diät auf einen anderen Zeitraum und Futtern frustriert die nächsten Tage viel mehr als noch zuvor.

Also, wenn man eine Diät macht, sollte man nicht gleich die Flinte ins Korn werfen, wenn man mal gesündigt hat, sondern einfach weiter machen, als wäre nichts gewesen. Dadurch wird man wesentlich mehr erfolgreich sein, als wenn man aufgibt.

6.) **Einkaufen gehen mit vollem Magen.** Man sollte niemals Einkaufen gehen, ohne vorher gegessen zu haben. Denn, wenn man Hunger hat, landet die dreifache Menge im Einkaufswagen, als wenn man Satt ist. Und zu Hause hat man dann einen Überschuss an Lebensmittel, die einen dazu verleiten mehr zu essen.

7.) **Einkaufen mit Plan.** In einem Lebensmittelladen ist man leicht überfordert, denn die Auswahl ist immens groß. Es gibt von allem eine riesige Auswahl und das im Überfluss. Da wird man leicht dazu verleitet den Einkaufswagen zu füllen. Dort gibt es eine neue Sorte, dort eine Sonder Edition, da gibt es was im Angebot, von dem gibt es drei zum Preis von zwei, hier eine Großpackung, dort eine Familienpackung und so weiter und so fort.

Daher sollte man, bevor man Einkaufen geht, überlegen, was man die Woche kochen möchte und was man dafür braucht und alles auf eine Einkaufsliste schreiben. Beim Einkaufen sollte man wirklich nur die Dinge kaufen, die auf der Liste stehen und sonst nichts, auch erst gar nicht in Versuchung geraten durch die Gänge zu schlendern und zu schauen was es so im Angebot gibt.

8.) **Schokolade.** Es gibt viele Menschen die nach Schokolade regelrecht süchtig sind. Dann ist schnell mal eine ganze Tafel verdrückt. Wenn man bei Schokolade schwach wird, sollte man eine Tafel Bitterschokolade zu Hause haben, am besten mit 75% Kakao Anteil. Wenn das Verlangen nach Schokolade aufkommt, kann man sich ein kleines Stück dieser Tafel nehmen. Das Verlangen nach Schokolade ist sofort und für den Rest des Tages gestillt. Dann verschlingt man kein Nutella Brötchen, keine Tafel

Nougat Schokolade oder ein rießen Stück Schokotorte.

9.) **Alkohol.** Auf Alkohol sollte man bei einer Diät ebenfalls verzichten, da die meisten Alkoholischen Getränke viel Zucker enthalten.

10.) Man sollte sich generell **Körperlich mehr Bewegen**, denn das bringt den Stoffwechsel in Gang und man fühlt sich dadurch auch besser, was wiederum zu mehr Motivation führt. Wenn man nicht unbedingt Sportbegeistert ist, kann man auch einfach mal Spazieren gehen, oder Besorgungen zu Fuß erledigen, statt mit dem Auto. Wenn man beim Einkaufen auf das Auto angewiesen ist, einfach mal weiter weg Parken vom Geschäft.

11.) **Essen Sie vor jeder Mahlzeit einen kleinen Salat** als Vorspeise. Dadurch werden sie schneller Satt und machen sich auch den Teller nicht so voll. Dies spart nicht nur Kalorien, sondern dadurch nehmen Sie auch mehr Vitamine zu sich.

12.) Wenn sie die **Lust auf Süßes** überkommt, versuchen Sie es doch einfach mal mit Obst/ Trockenobst wie Äpfel, Bananen, Rosinen, Trauben etc. Dies sind gesunde Alternativen mit wertvollen Ballaststoffen und stillt oft die Gier nach Schokolade und anderem Süßkram.

13.) **Knabbereien vor dem Fernseher.** Wer kennt es nicht, Abends sich auf die Couch zu setzen mit Chips, Flips und Co. Und einen spannenden Film anzuschauen. Doch anstelle der Chipstüte, kann man einen Teller zurecht machen mit kleinen Möhren, Sellerie, Gurke, Paprika und dazu einen Quark Dip. Es ist nicht allzu viel Aufwand und der Fernsehabend wird dadurch noch schöner, da man danach auch kein schlechtes Gewissen haben muss.

14.) Kein Essen für Unterwegs. Überall wo man hinkommt, gibt es Stände, die Essen anbieten. Pizza „to go", belegte Brötchen, Stückchen, Bratwurst im Brötchen. Daher ist man leicht dazu verleitet, wenn man beim Einkaufen ist, oder auf den Zug wartet, sich schnell etwas zu kaufen und zu Essen. Doch genau dieses Essen setzt sehr schnell an. Man ist nicht auf das Essen Konzentriert und somit setzt das Sättigungsgefühl auch nicht so schnell ein. Am besten, man Isst immer erst in ruhe zu Hause bevor man nach draußen geht. Auch in der Mittagspause sollte man sich in ruhe irgend wo hinsetzen und sein Essen genießen.

15.) Man sollte komplett **auf stilles Wasser umsteigen**. Oftmals sind in anderen Getränken versteckte Kalorien verborgen. Außerdem machen andere Getränke oftmals Hungrig wo hingegen Wasser auch sättigend wirkt. Eine Studie hat ergeben, das ein verzehr von ca. 2 Liter Wasser am Tag sogar um die 100 Kilokalorien verbraucht.

16.) Wer Friert, verbrennt mehr Fett. Wenn der Körper Fröstelt, muss er mehr Kalorien aufwenden, um sich warm zu halten. Forscher fanden heraus, das bereits zwei Stunden täglich bei 17 Grad ausreichen um Körperfett abzubauen. Daher vielleicht im Winter die Heizungen nicht ganz so hoch drehen.

17.) Essen von kleinen Tellern. Uns wurde schon von klein auf beigebracht unsere Teller leer zu essen, ob wir nun bei der Hälfte schon Satt waren oder nicht. Das ist bei den meisten selbst im Erwachsenen Alter noch so tief verankert, das sie auch heute noch Ihre Teller leer essen, egal wie voll er ist, und wie schlecht einem schon fast ist, weil der Magen viel zu voll ist. Auch wenn man selbst kocht, neigt man oft dazu den Teller voll zu Stopfen, da die Augen größer sind als der Hunger selbst. Um in dieser Hinsicht wieder auf den richtigen Weg zu kommen, ist es vielleicht sinnvoll, kleinere Teller zu benutzen. Wenn man Hunger hat, kann man sich noch immer nach Schöpfen. Aber den meisten reicht die Portion auf einem kleinen Teller völlig aus.

(Hierbei sollte man sich auch überlegen, ob man mit dieser Erziehung unserer Eltern nicht endlich bricht. Wir sollten unsere Kinder nicht dazu zwingen ihre Teller leer zu essen. Wir sollten sie selbst bestimmen lassen wie viel auf den Teller kommt. Damit können wir verhindern, das auch die nächste Generation unter Gewichtsproblemen leidet. Sie lernen somit mit ihrem Sättigungsgefühl umzugehen. Uns wurde es „ausgetrieben", den gleichen Fehler sollten wir nicht machen.)

18.) Ein gutes Frühstück fördert den Stoffwechsel.
Wenn man am Morgen ein kräftiges, sättigendes Frühstück zu sich nimmt, wird der Stoffwechsel direkt angekurbelt und arbeitet auch den ganzen Tag auf Hochtouren. Wenn man das Frühstück hingegen ausfallen lässt, ist der Stoffwechsel träge und kommt nur schwer in Gang im laufe des Tages. Daher ist ein

gutes Frühstück wichtig bei einer Diät. Wenn der Körper auch am Morgen mit genügend Energie versorgt wird, fordert er im laufe des Tages nicht so viel und man bekommt auch nicht so schnell Heißhunger Attacken.

Motivationshilfen

Motivationshilfen sind kleine Hilfestellungen, die dafür sorgen, das wir das Ziel nicht aus den Augen verlieren und motiviert bleiben. Es gibt so viele verschiedene formen und Varianten das man die freie Auswahl hat. Hier mal einige Tipps:

- Das Diätschwein. Das ist eine kleine Schweinsfigur, die man sich in den Kühlschrank stellt und die jedes mal Quiekt, wenn man diesen öffnet. Eine ständige Erinnerung, das man nicht so viel essen soll.
- Man schreibt eine Liste mit Gründen, warum man abnehmen möchte und hängt diese an den Kühlschrank, damit man jeden Tag darauf blickt.
- Man macht ein Foto von sich selbst im Bikini oder Badehose und hängt dieses an den Kühlschrank, dann ist der Heißhunger nicht mehr ganz so groß.
- Jeder hat ein Kleidungsstück im Schrank das nicht mehr passt, aber man hofft irgend wann genau das wieder tragen zu können. Anstatt im Schrank, sollte man es an den Schrank hängen, so das man jeden Morgen, wenn man aufsteht einen guten Blick darauf hat.
- Im Internet gibt es viele Motivationssprüche zum Thema abnehmen. Einige davon Ausdrucken und überall in der Wohnung verteilen. Am Spiegel, am Kühlschrank, an den Türen etc.
- Ein Diättagebuch ist auch für viele noch mal eine

Motivation. Eine gute Beschäftigungsmaßnahme. Da kann man sich zum Beispiel auch Bilder von Schlanken Menschen rein heften, wie man aussehen möchte. Bilder gibt es ja Überall. In jeder Zeitschrift.

- Oder man hängt sich Bilder vom Traumkörper an den Kühlschrank.
- Es gibt sogar Apps, die einen Unterstützen oder Motivieren. Einfach mal suchen.
- Man kann sich einen Spiegel an den Kühlschrank hängen.
- Man kann in einem großen Kalender eintragen wann die Diät endet und die Tage Rückwärts zählen.
- Man kann sich ein komplettes Outfit kaufen, das man anziehen würde, wenn man die passende Figur dafür hätte und sie so lange offen Hinhängen, bis man hineinpasst.

Der Fantasie sind keine Grenzen gesetzt und es gibt hunderte Möglichkeiten, wie man sich selbst immer Motivieren kann.

Hier nun einige Rezepte
zum Anregen

Bunte Paprika- Hähnchenpfanne

Zutaten für 1-2 Portionen:

2 Hähnchenbrustfilets,
1 Zwiebel,
3 Paprikas (rot,grün,gelb)
½ Zitrone,
1 Knoblauchzehe,
150 ml Rinder- oder Gemüsebrühe,
1 EL Pflanzenöl,
1 ½ TL Paprikapulver,
1 Prise Chilipulver,
1 EL Honig.

Zubereitung:

Die Knoblauchzehe schälen und fein hacken, mit den Gewürzen, dem ausgepressten Saft der halben Zitrone, Honig und Öl in eine Schüssel geben und vermengen. Das Fleisch in Streifen schneiden und in der Marinade wälzen, anschließend 10 Minuten ziehen lassen.
Die Zwiebel schälen, halbieren und in Scheiben schneiden. Die Paprikas entkernen und in Streife schneiden.
Das Marinierte Fleisch in einer Pfanne durchbraten. Zwiebel und Paprikas dazugeben und alles mit der Brühe ablöschen und für ca. 15 Minuten garen lassen.

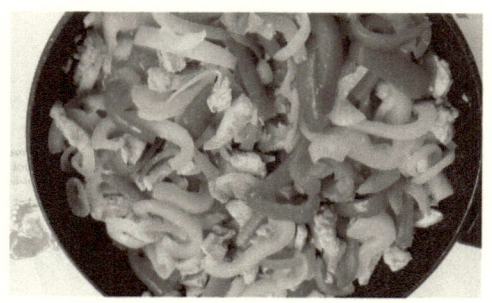

Gemüsehackpfanne

Zutaten für zwei Portionen:

300g Rinderhackfleisch,
800g Gemüsemischung (TK),
2 EL Tomatenmark,
2 EL Petersilie,
Salz/ Pfeffer.

Zubereitung:

Etwas Öl in eine Pfanne geben und das Hackfleisch gut anbraten. Tomatenmark und die Petersilie dazugeben und gut durchmischen. Mit Salz und Pfeffer abschmecken und anschließend das Hackfleisch aus der Pfanne nehmen und zur Seite stellen.

Die Gemüsemischung in die Pfanne geben und nach Packungsanweisung zubereiten.

Anschließend das Hackfleisch dazugeben, alles miteinander Vermengen und nach bedarf noch einmal Würzen.

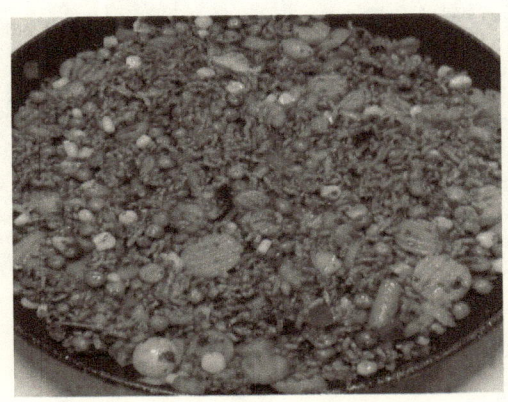

Rinderpfanne mit Brokkoli

Zutaten für 2 Portionen:

300 g Rindfleisch,
1 EL Öl,
1 Brokkoli,
1 rote Paprika,
1 Frühlingszwiebel,
1 schuss Sojasauce,
Salz Pfeffer.

Zubereitung:

Brokkoli, Paprika, Frühlingszwiebel waschen und klein schneiden.
Das Rindfleisch in Streifen schneiden, mit dem Öl in eine Pfanne geben
und anbraten. Die Sojasauce dazugeben, umrühren und das Gemüse
ebenfalls dazu geben. Alles braten bis es Gar ist und mit Salz und Pfeffer
abschmecken.

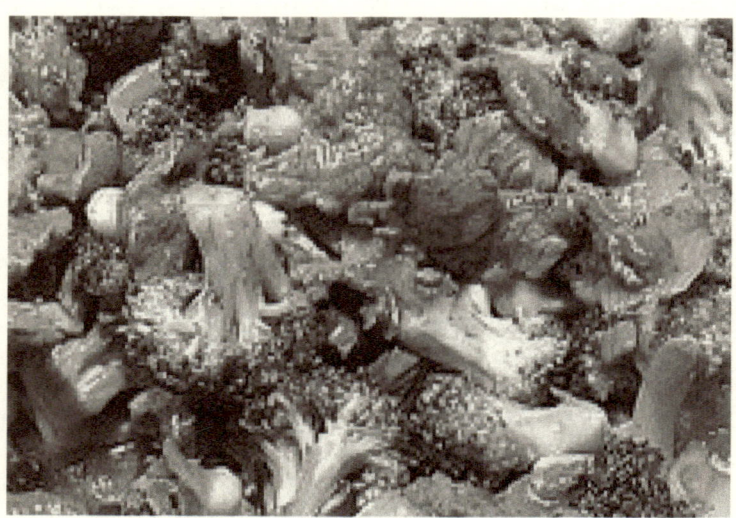

Steak mit Kartoffeln und Salat

Zutaten für 1 Portion:

1 Rindersteak,
1 Knoblauchzehe,
1 große Kartoffel,
1 Handvoll Rucola Salat,
4 Cocktailtomaten,
Olivenöl,
Essig,
Salz, Pfeffer.

Zubereitung:

Die Kartoffel abwaschen, achteln, mit Salz und Pfeffer würzen und für 30-40 Minuten bei 200°C in den Ofen schieben.
Den Knoblauch in eine Pfanne pressen, 1 EL Olivenöl dazugeben und das Steak von beiden Seiten anbraten.
Den Rucola und die Tomaten waschen, Tomaten halbieren und beides auf einem Teller anrichten. Mit einem EL Öl, ein paar Tropfen Essig, Salz und Pfeffer bestreuen.
Die Kartoffeln und das Steak zu dem Salat legen. Evtl. etwas Kräuterbutter auf dem Steak drapieren.

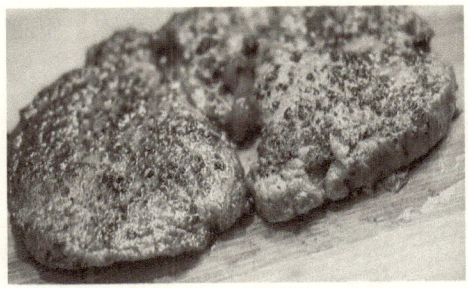

Spieße mit Hähnchen und Gemüse

Zutaten für 2 Portionen:

250 g Hähnchenbrustfilet,
2 Zucchini,
1 rote Zwiebel,
1 gelbe Paprika,
1 rote Paprika,
3 EL Tomatenmark,
3 EL Barbecuesauce,
evtl. Salz und Pfeffer.

Zubereitung:

Das Hähnchenbrustfilet in Stücke schneiden, die groß genug sind, um sie auf dem Holzspieß auf zu spießen.
Zwiebel schälen. Zucchini und Paprika waschen und mit der Zwiebel in Stücke schneiden, die in etwa so groß sind wie das Fleisch.
Alles in eine Schüssel geben, Tomatenmark und Barbequesauce, sowie 3 EL Wasser hinzugeben und alles gut durch mischen. Evtl. noch mit Salz und Pfeffer würzen.
Alles im Wechsel auf die Holzspieße fädeln.
Die Spieße nun entweder in der Pfanne von allen Seiten durchbraten, oder auf dem Grill zubereiten,
oder in Alufolie verpacken und im Backofen bei 180°C für ca. 50 Minuten backen.

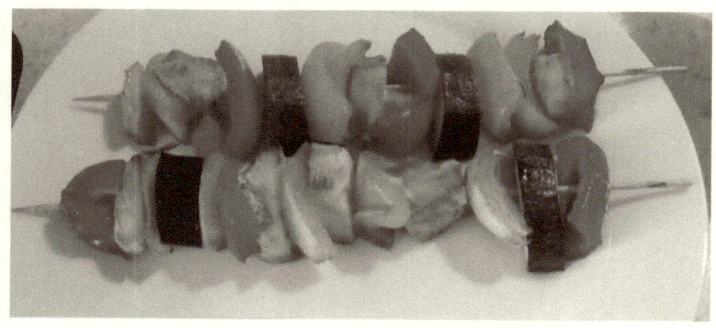

Ei in Tomate

Zutaten für 2 Stück:

2 große Tomaten,
2 Eier,
Salz, Pfeffer,
etwas Schnittlauch.

Zubereitung:

Tomaten waschen, den Deckel abschneiden und mit einem Löffel etwas aushöhlen. Je ein Ei in die Tomate schlagen.

Schnittlauch waschen und klein schneiden.

Die Tomaten in eine kleine Auflaufform setzen, mit Schnittlauch, Salz und Pfeffer bestreuen. Den Deckel wieder auf die Tomaten platzieren und von außen mit etwas Öl bepinseln.
Solange in den Ofen stellen bis die Eier gestockt sind.

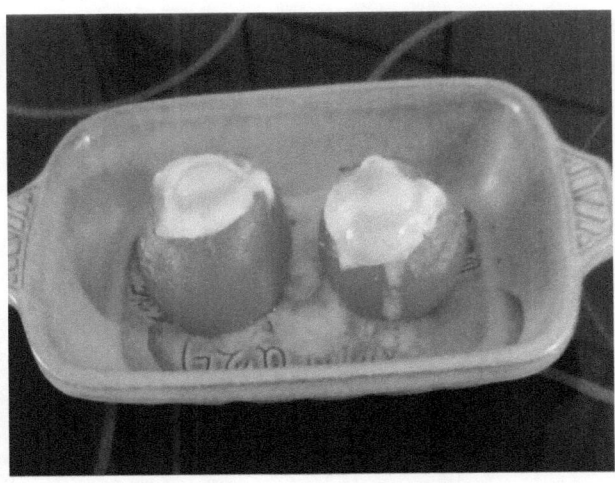

Hähnchenbrust auf Ofengemüse

Zutaten für 2 Portionen:

2 Hähnchenbrustfilets,
2 Zucchini,
1 gelbe Paprika,
4 Kartoffeln (mittelgroß),
10 Cocktailtomaten,
etwas Rosmarin,
2 EL Pflanzenöl,
Salz, Pfeffer, Paprikapulver.

Zubereitung:

Kartoffeln waschen, in kleine Stücke schneiden und in eine Auflaufform geben. Zusammen mit dem Fleisch würzen und mit etwas Öl benetzen. Anschließend kommt es in den vorgeheizten Backofen bei 200°C für etwa 20 Minuten.
Das Gemüse gründlich waschen. Die Tomaten halbieren, Zucchini und Paprika in Würfel schneiden. Nach 20 Minuten das Gemüse zu den Kartoffeln geben, alles vermengen und evtl. noch einmal Würzen. Das Fleisch wieder oben auflegen und noch mal für 20 Minuten in den Ofen schieben, bis alles gar ist.

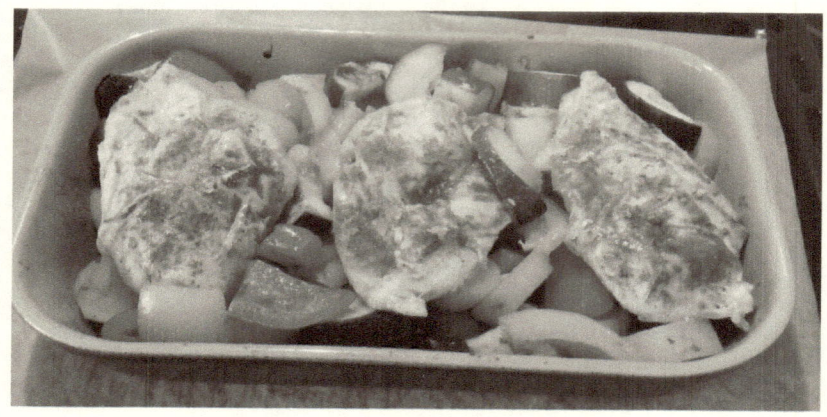

Kartoffel mit Kräuterquark

Zutaten für 1 Portion:

1 große Kartoffel,
250 g Magerquark,
½ Salatgurke,
2 Frühlingszwiebeln,
etwas Schnittlauch,
Salz, Pfeffer.

Zubereitung:

Kartoffel waschen und im Salzwasser kochen bis sie durch ist.
Gurke, Schnittlauch und die Frühlingszwiebel waschen und klein
schneiden, anschließend mit dem Quark vermengen und mit Salz und
Pfeffer würzen.
Die fertige Kartoffel auf einen Teller legen, einschneiden und mit dem
Quark befüllen.

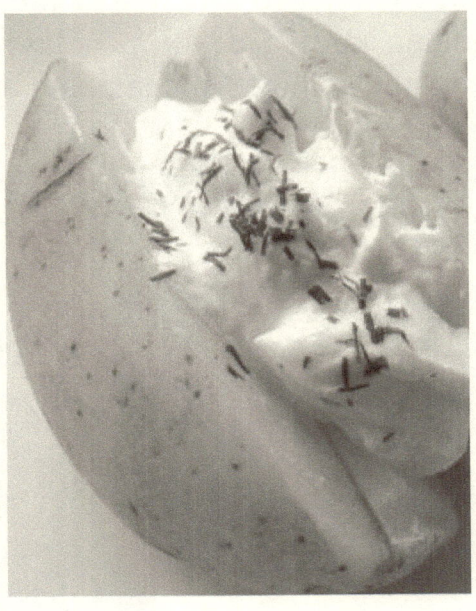

Gemüse- Ei-Pfanne

Zutaten für 1 Portion:

1 Paprika,
100 g Champignon,
2 Eier,
1 EL Kokosöl,
½ Zucchini,
1 Karotte,
1 EL Petersilie,
Salz, Pfeffer, Paprikapulver.

Zubereitung:

Das Gemüse waschen. Die Zucchini der Länge nach halbieren und mit der Karotte in Scheiben schneiden. Die Pilze ebenfalls. Paprika in Würfel schneiden.

Das Kokosöl in eine Pfanne geben und die Karotten und die Paprika einige Minuten anraten, bevor man das restliche Gemüse dazu gibt, würzt und noch einige Minuten lang brät bis alles Gar ist.

Die Eier aufschlagen und dazu geben, bis alles gestockt ist. Zum Schluss mit etwas Petersilie verzieren.

Rinderhack im Salat

Zutaten für 1 Portion:

150 g Rinderhack,
½ Zwiebel,
1 TL Pflanzenöl,
1 Römersalat,
5 Cocktailtomaten,
1 Paprika,
Salz, Pfeffer.

Zubereitung:

Hackfleisch im Öl anbraten, Zwiebel schälen, fein hacken und mit dem Fleisch braten.
Paprika waschen, klein schneiden und dazu geben. Tomaten vierteln und ebenfalls in die Pfanne geben. Alles mit Salz und Pfeffer würzen.

Blattsalat waschen und die Blätter abrupfen. Mit der Fleischmasse füllen und Servieren.

Rührei mit Tomate und Zucchini

Zutaten für 1 Portion:

2 Eier,
4 Cocktailtomaten,
½ Zucchini,
1 EL Petersilie,
1 TL Pflanzenöl,
Salz, Pfeffer.

Zubereitung:

Eier aufschlagen und mit Petersilie und den Gewürzen verquirlen.
Tomaten waschen und vierteln, Zucchini in Würfel schneiden und beides
mit dem Öl in eine Pfanne geben, würzen und anbraten.
Eier dazu geben und alles so lange anbraten bis die Eier gestockt sind.

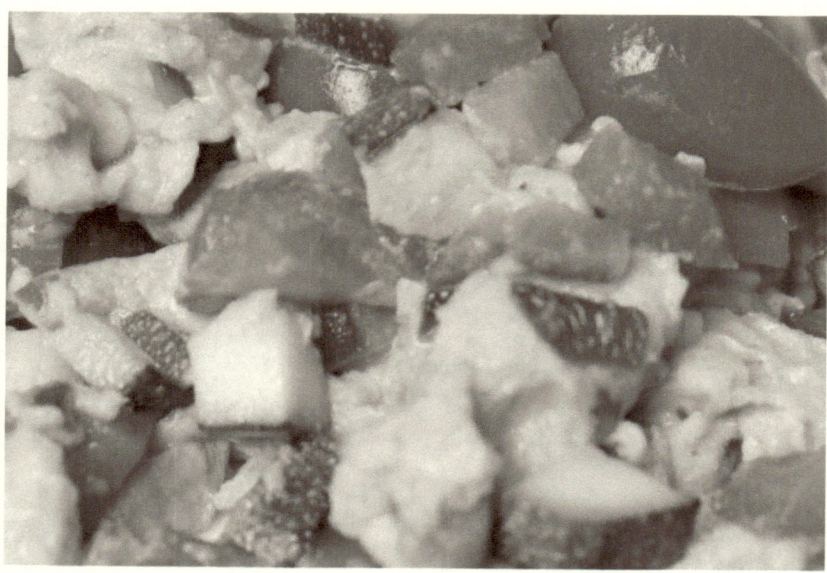

Hawaii- Spieße

Zutaten:

Putenbrust Innenfilet,
Champignons,
1 Dose mit Scheibenananas,
1 Paprika,
Salz, Pfeffer, Paprikapulver

Zubereitung:

Die Putenbrust in Stücke schneiden. Champignons abwaschen.
Paprika waschen und in Scheiben schneiden. Die Ananas abtropfen lassen
und ebenfalls in Scheiben schneiden. Anschließend alles im Wechsel auf
einem Spieß auffädeln. Zum Schluss Würzen.
Entweder auf einem Grill zubereiten oder in Alufolie packen und im
Vorgeheizten Ofen bei 180°c für ca. 40-50 Minuten geben.

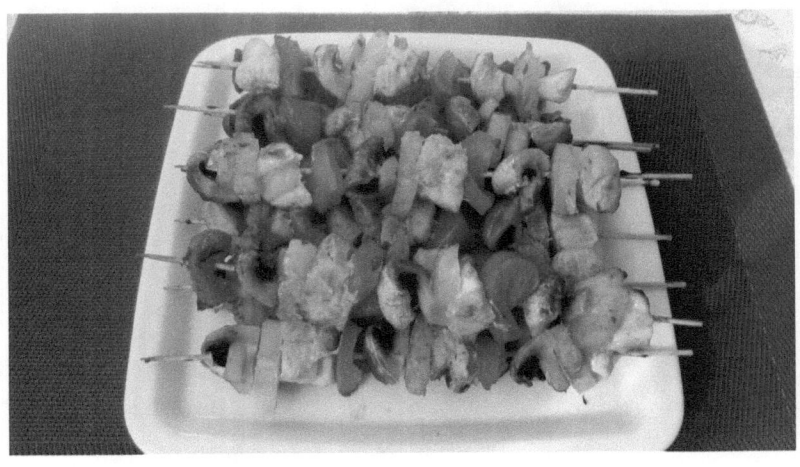

Obstsalat

Zutaten für 1 Portion:

1 Kiwi,
80 g Weintrauben,
100. Erdbeeren,
1 Mandarine,
1 Banane,
etwas Zitronensaft.

Zubereitung:

Kiwi, Banane und Mandarine schälen und klein schneiden.
Weintrauben und Erdbeeren waschen und klein schneiden, alles in eine
Schale geben und mit Zitronensaft beträufeln.
Tipp: du kannst auch andere Obstsorten nehmen. Z.b.: Birnen, Äpfel,
Melone.

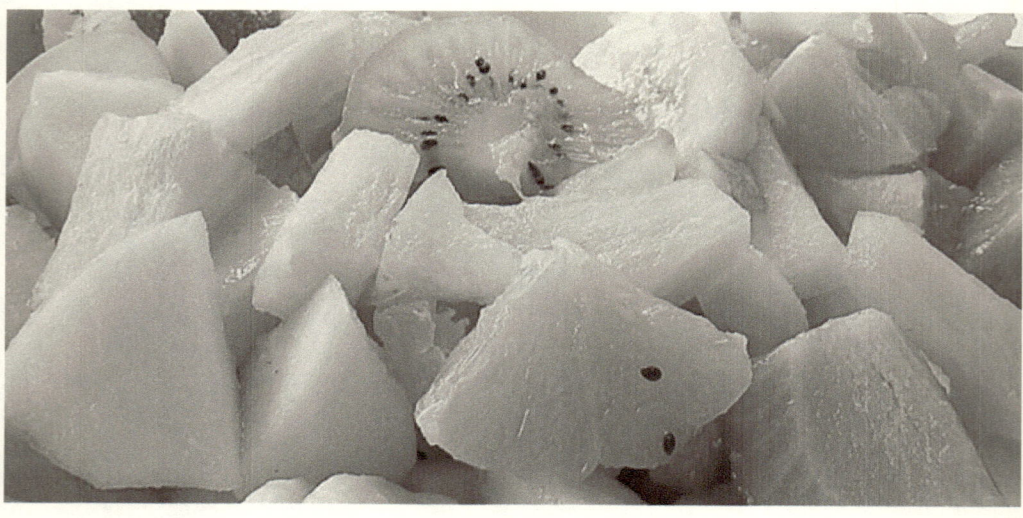

Blutroter Smoothie

Zutaten für 1 Portion:

1 handvoll Himbeeren,
1 handvoll Erdbeeren,
110 ml Kokoswasser,
1 Spritzer Limettensaft,
Einige Eiswürfel oder Crushed Ice.

Zubereitung:

Die Himbeeren und die Erdbeeren gründlich abwaschen und anschließend mit dem Kokoswasser und einem Spritzer Limettensaft in einen Standmixer geben. Crushed Ice hinzu und alles gut durch mixen.

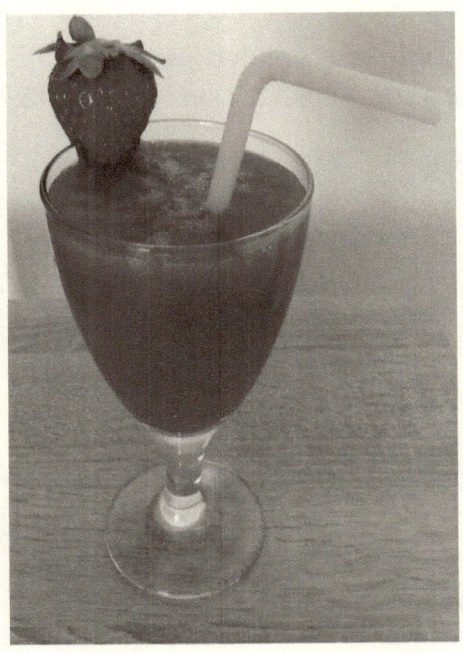

Gemüse-Stifte mit Kräuterdip

Zutaten für eine Portion (180 kcal):

1 Paprika,
¼ Gurke,
1 Karotte,
150 g Magerquark,
1 TL Kohlensäurehaltiges Wasser,
1 TL Gartenkräuter (TK),
1 TL Pflanzenöl,
Salz Pfeffer.

Zubereitung:

Für den Kräuterdip: Magerquark mit Mineralwasser cremig rühren und die Kräuter unterheben. Alles mit Salz und Pfeffer abschmecken.

Die Paprika, sowie die Gurke gründlich Waschen. Die Karotte schälen und das Gemüse in schöne stifte schneiden und auf einem Teller anrichten.

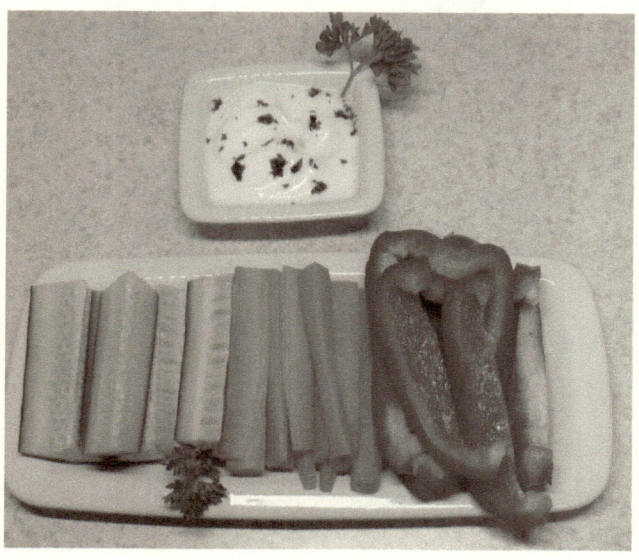

Obst Spieße

Zutaten für2 Portionen:

1 Aprikose,
1 Kiwi,
1 handvoll Weintrauben,
100 g Erdbeeren,
1 kleiner Apfel,
125 g Vanille Joghurt.

Zubereitung:

Wasche die Erdbeeren, Weintrauben und die Aprikose ab und entferne das Grün. Die Kiwi und den Apfel schälen und alles in etwa gleichgroße Teile schneiden.

Im Wechsel das Obst auf einem Holzspieß auffädeln und auf einen Teller legen.

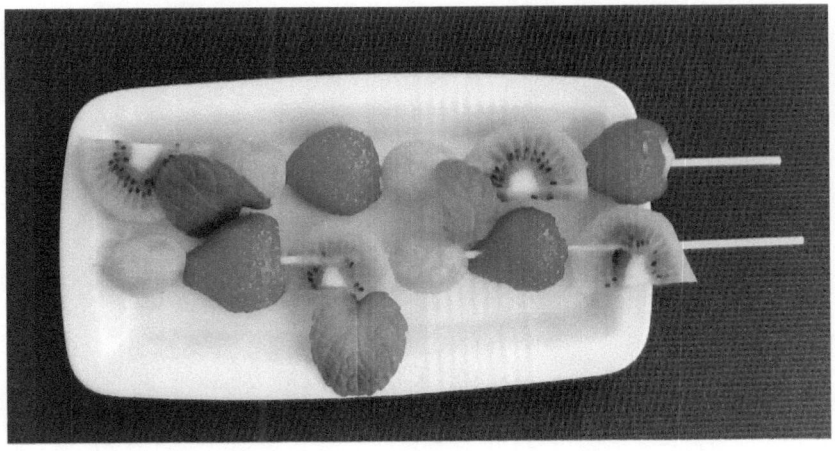

Schlusswort

Ich wünsche dir viel Erfolg beim Abnehmen und Hoffe dir hat dieses Buch weiter geholfen. Denk immer daran: Perfektion ist bei einer Diät fehl am Platz. Rückschläge gehören zum Leben dazu, nur wer aufgibt verliert. Also nicht gleich die Flinte ins Korn legen, weil du ein Stück Kuchen gegessen hast und nun, weil es „sowieso zu spät ist" auch gleich andere Dinge in dich hinein Stopfst. Nach jedem Rückschlag, sofort aufstehen und weiter gehen und nicht erst am nächsten Tag, Sofort!

Impressum

Stella Dobson
1.Auflage

Kontakt: Melanie Gey/ Artelbrückstraße 18/ 65439 Flörsheim
Covergestaltung: Stella Dobson
Bildmaterial: Stella Dobson